消化内科临床诊疗技术

朱秋如 著

汕头大学出版社

图书在版编目（CIP）数据

消化内科临床诊疗技术 / 朱秋如著 . -- 汕头：汕头大学出版社，2022.7
ISBN 978-7-5658-4738-7

Ⅰ．①消… Ⅱ．①朱… Ⅲ．①消化系统疾病－诊疗 Ⅳ．① R57

中国版本图书馆 CIP 数据核字（2022）第 134548 号

消化内科临床诊疗技术
XIAOHUA NEIKE LINCHUANG ZHENLIAO JISHU

作　　者：朱秋如
责任编辑：邹　峰
责任技编：黄东生
封面设计：中图时代
出版发行：汕头大学出版社
　　　　　广东省汕头市大学路 243 号汕头大学校园内　邮政编码：515063
电　　话：0754-82904613
印　　刷：廊坊市海涛印刷有限公司
开　　本：710mm×1000mm　1/16
印　　张：8.5
字　　数：140 千字
版　　次：2022 年 7 月第 1 版
印　　次：2023 年 4 月第 1 次印刷
定　　价：158.00 元
ISBN 978-7-5658-4738-7

前　言

　　消化系统疾病包括食管、胃、肠、肝、胆、胰腺等器官的器质性和功能性疾病。随着人们生活水平的提高和生活习惯的改变，消化系统疾病的危险因素持续增加，消化系统疾病的发病率和死亡率居高不下。提高患者的生存质量，改善预后，消除或缓解症状，降低并发症，提高生存率，加强临床医师对消化系统疾病更有效的诊治，加强消化系统疾病的防治已刻不容缓。鉴于此，笔者在参考国内外文献基础上，结合自身经验撰写了本书。

　　消化系统疾病与全身性疾病关系密切。消化系统疾病一方面不仅仅是消化道内的疾病，还会引起一些全身表现，甚至在某个时期内会掩盖消化系统的基本症状；另一方面全身疾病常以消化系症状为其主要表现。因此，消化专业医师必须具备坚实的临床基础，着眼于患者的整体状况，进行整体与局部相结合的诊治工作。

　　本书对消化病的临床表现、治疗诊断均做了全面论述，既有丰富的临床经验的总结，又阐述了新知识和新进展。

　　由于笔者水平所限，书中难免存在缺点和不足，恳请同行专家及广大读者予以批评指正，以便再版修改补充。

朱秋如

2022 年 2 月

目　录

第一章　消化内科概述

消化系统疾病属内科常见病，包括消化道、消化腺及腹膜、肠系膜、网膜等脏器的疾病。在我国，消化系统恶性肿瘤居首位，我国是食管癌高发国，胃癌和肝癌的病死率位于消化系统前两位，近年来大肠癌、胰腺癌发病率明显上升。慢性病毒性肝炎、肝硬化、酒精性肝病、非酒精性脂肪性肝病均为我国目前常见的慢性肝病。幽门螺杆菌感染被确认为是胃炎和消化性溃疡发病率高的主要病因。西方国家常见的炎症性肠病近年在我国明显增多，随着功能性胃肠病诊断标准的全球共识形成，各种功能性胃肠病报道不断攀升。

第一节　消化系统的生理功能

【生理性食管抗反流防御机制】

生理状况下，吞咽时食管下括约肌松弛，食物得以进入胃内；非吞咽情况下，也可发生一过性食管下括约肌松弛，出现少量、短暂的胃食管反流，由于下述抗反流机制的存在，避免了胃食管反流的发生。

（一）食管-胃抗反流屏障

这一屏障是食管和胃交接的解剖结构，包括食管下括约肌、膈肌脚、膈食管韧带、食管与胃底间的锐角等。食管下括约肌是食管末端约 3~4cm 长的环形肌束，其收缩产生的食管胃连接处的高压带，可防止胃内容物反流入食管。

（二）食管清除作用

正常情况下，一旦发生胃食管反流，大部分反流物通过 1~2 次食管自发和继发的蠕动性收缩将反流物排入胃内，即食管廓清，剩余反流物则由唾液冲洗及中和。

（三）食管黏膜屏障

反流物进入食管后，食管黏膜屏障凭借唾液、复层鳞状上皮以及黏膜下丰富的血液供应，抵抗反流物对食管黏膜的损伤。

【胃黏膜屏障】

胃黏膜上皮向内凹陷，形成胃腺。幽门腺分布于胃窦及幽门部，呈分支较多而弯曲的管状黏液腺，内有较多内分泌细胞，幽门腺是分泌黏液及促胃液素的主要腺体。胃底腺分布于胃底和胃体部，分支少，由主细胞、壁细胞、颈黏液细胞及内分泌细胞组成，是分泌胃酸、胃蛋白酶及内因子的主要腺体，也称泌酸腺。贲门腺分布于胃贲门附近，单管腺，主要分泌黏液。

胃液 pH 约为 0.9~1.5，正常人分泌量为 1.5~2.5L/d，在酸性环境下胃蛋白酶原被激活。此外，胃黏膜经常与各种病原微生物及有刺激的、有损伤性的物质接触，但胃黏膜却能保持本身完好无损，使胃腔与胃黏膜内的 H^+ 浓度维持在1000 倍之差的高梯度状态，这与胃黏膜屏障所涉及的 3 个层面有关。

（一）上皮前

由覆盖于胃黏膜上皮细胞表面的一层约 0.5mm 厚的黏液凝胶层及碳酸氢盐层构成，能防止胃内高浓度的盐酸、胃蛋白酶、病原微生物及其他有刺激的，甚至是损伤性的物质对胃上皮细胞造成伤害，保持酸性胃液与中性黏膜间高 pH 梯度。

（二）上皮细胞

上皮细胞顶面膜及细胞间的紧密连接对酸反弥散及胃腔内的有害因素具有屏障作用。它们再生速度很快，每隔 2～3 天更换 1 次，在其受到损伤后可很快修复。上皮细胞可以产生炎症介质，其间有上皮间淋巴细胞，是黏膜免疫的重要组成部分。

（三）上皮后

胃黏膜细胞内的糖原储备量较少，在缺氧状态下产生能量的能力也较低。因此要保持胃黏膜的完整无损，必须供给它足够的氧和营养物质。胃黏膜丰富的毛细血管网为上皮细胞旺盛的分泌功能及自身不断更新提供足够的营养，也将局部代谢产物及反渗回黏膜的盐酸及时运走，胃黏膜的健康血液循环对保持黏膜的完整性甚为重要。此外，间质中的炎症细胞在损伤愈合中亦具有积极意义。

前列腺素、一氧化氮、表皮生长因子、降钙素基因相关肽、蛋白酶活化受体、过氧化物酶增殖活化受体及辣椒素通路等分子群参与了复杂的胃黏膜屏障功能调节。前列腺素 E 对胃黏膜细胞具有保护作用，能促进黏膜的血液循环及黏液、碳酸氢盐的分泌，是目前人们对其认识较为充分的一类黏膜保护性分子。

【胃酸的分泌与调节】

胃窦从食物感受到的信息促使幽门腺的 G 细胞分泌促胃液素，大部分促胃液素经循环以内分泌的方式作用于胃体的肠嗜铬细胞，刺激其分泌组胺，组胺及少量促胃液素通过组胺 H_2 或缩胆囊素–B 受体共同促进胃体壁细胞合成及分泌盐酸。胃窦 D 细胞分泌的生长抑素对上述过程中涉及的 3 种细胞均有负性调控作用。

胃壁细胞分泌盐酸的过程大致可分为 3 个主要步骤：①组胺、乙酰胆碱和促胃液素刺激壁细胞上的各自受体；②壁细胞内，在 cAMP 或钙离子介导下生成氢离子；③位于壁细胞分泌小管和囊泡内的 H^+-K^+-ATP 酶，又称质子泵，将 H^+ 从壁细胞逆浓度梯度泵入胃腔。此外，来自肠神经系统的乙酰胆碱通过神经内分泌的方式影响壁细胞、G 细胞和 D 细胞的功能状态，其对胃酸分泌的综合调节作用变化甚大。

【肠黏膜屏障】

肠道在接触大量的食物和肠腔内微生物共生的过程中，其屏障防御体系起了重大的作用，可有效地阻挡肠道内 500 多种、浓度高达约 10^{11} 个/mL 的肠道内寄生菌及其毒素向肠腔外组织、器官移位，防止机体受内源性微生物及其毒素的侵害。肠黏膜屏障是将肠腔内物质与机体内环境相隔离，维持机体内环境稳定的结构与功能的统一体，由机械屏障、化学屏障、免疫屏障、生物屏障与肠蠕动共同构成。

（一）机械屏障

机械屏障是指肠黏膜上皮细胞、细胞间紧密连接与菌膜构成的完整屏障，在执行肠屏障功能中最为重要。

（二）化学屏障

胃酸和胆盐可灭活经口进入肠道的大量细菌。化学屏障由肠黏膜上皮分泌的黏液、消化液及肠腔内正常寄生菌产生的抑菌物质构成。

（三）免疫屏障

肠道是人体重要的外周免疫器官，由肠相关淋巴组织（上皮间淋巴细胞、固有层淋巴细胞）、肠系膜淋巴结、肝脏库普弗细胞和浆细胞产生的分泌型抗体及免疫细胞分泌的防御素等构成，在天然免疫及获得性免疫中发挥重要作用。

肠黏膜的天然免疫是机体先天所具备的，其作用迅速，防御机制多样，但缺乏免疫记忆性，对同一病原的多次刺激反应雷同。参与的效应细胞包括：肠黏膜上皮细胞、巨噬细胞、树突状细胞、B细胞、嗜酸细胞、肥大细胞、自然杀伤细胞等，这些细胞上的结构识别受体识别病原后，迅速启动天然免疫应答，核因子-κB是重要的炎症反应的枢纽分子。肠道的获得性免疫由特异性淋巴细胞识别外源性抗原后开始启动，经淋巴细胞增生和分化成效应细胞后发挥功能。虽然起效慢，但具有免疫记忆性、特异性等特点，因而它具有扩大天然免疫和增强其功能的作用。防御素是富含半胱氨酸的阳离子短肽，通过其电子吸引力穿透微生物细胞膜，使胞浆外溢，因而具有很强的抗细菌、真菌和病毒的作用。

（四）生物屏障

肠道微生态是人体的生物屏障。

（五）肠蠕动

肠蠕动如同肠道的清道夫，在肠梗阻、肠麻痹等情况下，常伴有小肠细菌过生长。

【肠道微生态】

肠道微生态由细菌、真菌、病毒等共同构成，其数目和基因数远高于人体自身细胞数目和基因数目，被称为人体第二基因组。肠道菌群可大致分以下3类。①益生菌：主要是各种双歧杆菌、乳酸杆菌等厌氧菌，常紧贴黏液层，是维持人体健康不可缺少的要素，可以合成各种维生素，参与食物的消化，促进肠道蠕动，阻止致病菌与肠上皮细胞的接触，分解有害、有毒物质等。②条件致病菌：如大肠杆菌、肠球菌等具有双重作用的细菌，在正常情况下对健康有益，一旦增殖失控，或从肠道转移到身体其他部位，就可能引发疾病。③有害菌：如痢疾杆菌、沙门菌等，一旦大量生长，就会引发多种疾病，或者影响免疫系统的功能。

微生物与人类共同进化，二者形成了相互依赖、相互依存的共生关系。肠黏膜屏障与肠道微生态之间具有相互影响、双向调节的作用。肠道微生态影响机体的营养、代谢、免疫、发育及衰老情况等，与代谢性疾病、神经精神疾病、免疫相关病、肿瘤等许多慢性疾病有关。肠道微生物具备如下功能：

（一）代谢功能

可分泌复杂的蛋白酶，促进分解食物中的成分，具有氧化还原作用，并对内源性及外源性的其他物质进行分解、代谢或转化。

（二）营养功能

合成多种维生素、氨基酸、多肽、短链脂肪酸，微生物的代谢产物能促进矿物质、营养物质的吸收，从而影响宿主的营养代谢。

（三）宿主免疫功能

调节宿主免疫器官的发育成熟，并作为广谱抗原刺激宿主产生免疫应答，包括体液免疫和细胞免疫。

（四）肠道防御功能

肠道防御功能是肠黏膜屏障的重要组成部分，能阻止潜在致病菌的入侵或定植，维护肠黏膜屏障功能和结构完整性。

【胃肠多肽】

散布在胃肠道的内分泌细胞可以产生 50 余种胃肠多肽，如缩胆囊素、生长抑素、肠血管活性多肽、P 物质等，消化道因此是体内最大的内分泌器官。这些胃肠多肽对胃肠道的分泌、动力、物质转运、免疫及肠上皮细胞的修复具有重要而复杂的调节作用，也对体内其他器官功能产生影响。

【营养物质的消化、吸收及肝脏的代谢作用】

（一）糖

食物淀粉经过胰淀粉酶水解成双糖后，在小肠上皮细胞刷状缘的双糖酶的作用下被消化为单糖，被小肠吸收入血，一部分为机体供能，另一部分则以糖原的方式贮存于肌肉及肝脏。肌糖原主要供肌肉收缩之急需；肝糖原则是稳定血糖的一个重要物质，对大脑及红细胞尤为重要。当血糖浓度下降时，肝糖原分解成葡萄糖，释放入血以补充血糖。当禁食>10小时，储备的肝糖原大部分被消耗，肝脏可将体内的部分蛋白质和脂肪合成为肝糖原和葡萄糖，即糖异生作用。小肠对营养物质吸收障碍会引起营养不良，对糖吸收过度则会导致肥胖。当肝脏受损后，肝糖原的合成、分解以及糖异生功能受损，则血糖正常浓度难以维持，故慢性肝病容易合并糖尿病。

（二）脂肪

脂类在小肠经胆汁酸盐乳化后，被胰脂肪酶消化为甘油一酯、脂肪酸及胆固醇后，在空肠上段吸收入门静脉。在小肠上皮细胞的光面内质网内，长链脂肪酸及2-甘油一酯可被合成甘油三酯，后者与载脂蛋白、磷脂及胆固醇结合成乳糜微粒，经淋巴管进入血液循环。真性乳糜腹腔积液是小肠淋巴管破裂后所致。除小肠外，肝及脂肪组织也是合成甘油三酯的场所，其中肝脏尤为重要。进入肝脏的甘油一酯、脂肪酸及胆固醇可通过氧化分解，产生热量以供能，也可通过糖异生作用，将多余的脂肪转化为糖原和葡萄糖。各种原因所致的脂类吸收异常、肝细胞甘油三酯合成增加及甘油三酯运出肝细胞减少是导致脂肪肝发生的重要病理生理环节。

（三）蛋白质

蛋白质在胃液和胰液蛋白酶的水解下，1/3成为氨基酸，2/3成为寡肽，小肠上皮细胞刷状缘的寡肽酶可将寡肽最终水解为氨基酸，通过小肠上皮细胞的氨基酸载体蛋白的主动转运将其随 Na^+ 转运入细胞，γ-谷氨酰基循环促进了氨基酸进入小肠细胞的转运过程。经消化，被吸收的氨基酸（外源性）与体内组织蛋白质降解产生的氨基酸（内源性）混于一起，分布于体内各处，被称为氨基酸代谢库，其主要功能是合成蛋白质与多肽。肝脏除了合成本身所需要的蛋白质外，还合成清蛋白、部分球蛋白、纤维蛋白原、凝血酶原及凝血因子等。氨基酸分解代谢主要通过：①脱氨基作用，可在体内大多数组织中进行，肝脏具有丰富的转氨酶，丙氨酸氨基转移酶具有肝特异性；②α-酮酸代谢，使脱氨基后的 α-酮酸生成非必需氨基酸，转变为糖及脂类或氧化供能；③多数氨在肝中被合成尿素而解毒。未被充分消化的某些蛋白质具有抗原性，是导致过敏反应或加重肠黏膜免疫疾病的原因之一。肠道细菌对未被消化的蛋白质产生腐败作用，其多数产物对人体有害。当肝脏受到严重损害时，清蛋白的合成明显降低，是形成水肿或腹腔积液的重要机制；肝细胞受到破坏时，血丙氨酸氨基转移酶将明显升高；清除氨的能力下降，血中的氨含量过高，是肝性脑病发生的重要机制。

【肝脏的代谢与解毒功能】

肝脏是体内以代谢与解毒功能为主的一个重要器官，主要涉及 4 种形式的生物化学反应：①氧化，如乙醇在肝内氧化为乙醚、乙酸、二氧化碳和水，又称氧化解毒；②还原，如三氯乙醛通过还原作用，转化为三氯乙醇，失去催眠作用；③水解，水解酶将多种药物或毒物水解；④结合，是肝脏生物转化的最重要方式，使药物或毒物与葡萄糖醛酸、乙酰辅酶 A、甘氨酸、3′-磷酸腺苷-5′-磷酸硫酸、谷胱甘肽等结合，便于从胆汁和尿中排出。由于肝内的一切生物化学反应都需要肝细胞内各种酶系统参加，因此，在严重肝病或有门静脉高压、门-体静脉分流时，应特别注意药物选择，掌握剂量，避免增加肝脏的负担及药物的不良反应。

【胆道的协调运动】

肝细胞生成胆汁，分泌始于胆小管。胆小管是胆管树状结构最细的分级，由相邻肝细胞的顶侧膜形成，通过细胞间的紧密连接封闭而成。胆小管的胆汁分泌受肝细胞顶侧膜上的胆盐依赖性/非依赖性传输系统的调控。胆小管的直径约 $1\mu m$，以与门静脉血流相逆的方向运送胆汁至肝闰管，依次流经小叶间胆管、左右肝管、肝总管，肝总管与胆囊管汇合后形成胆总管，进入十二指肠。胆管上皮细胞分泌大量的水、碳酸氢盐并汇入胆汁。上述管道与胆囊共同构成了胆汁的收集、贮存和输送系统。Oddi 括约肌位于胆、胰管末端和十二指肠乳头之间，具有调节胆囊充盈、控制胆汁和胰液流入十二指肠、阻止十二指肠液反流及维持胆胰系统正常压力等功能。

肝脏连续不断地分泌胆汁，但是只有在消化食物时，胆汁才直接排入十二指肠。在消化间期（空腹状态），Oddi 括约肌收缩，胆总管末端闭合，管腔内压力升高，胆囊壁舒张，胆汁被动流入并充盈胆囊，胆汁中的大部分水分和电解质被胆囊吸收，胆汁浓缩，容积减少，一般胆囊可容纳 20~50mL 胆汁。

进食后，小肠分泌的缩胆囊素在促进胆囊收缩的同时，又使 Oddi 括约肌松弛，胆汁便被排入十二指肠。胆石随胆汁在胆道中流动时，可出现变化多端的临床表现。因此，在临床处理胆道疾病时，医生既需要遵循疾病的规律，也需要有灵活的思维能力。由于胆总管的不可替代性，胆总管的疾病应尽可能采用微创的治疗方式。

【胰酶合成、活化及胰腺防止自身消化的生理机制】

生理情况下，多种无活性的胰酶原（胰蛋白酶原、淀粉酶原、脂肪酶原、弹性蛋白酶原、磷脂酶原、糜蛋白酶原、激肽释放酶原、羟肽酶原等）及溶酶体水解酶均在腺泡细胞粗面内质网合成，转运至高尔基器。溶酶体水解酶经糖基化及磷酸化后，通过与甘露糖-6 磷酸化受体特异性结合，被转运到溶酶体内；胰蛋白酶原则不与甘露糖-6 磷酸化受体结合。正是通过这两种不同的途径，同在粗面内质网合成的消化酶原和溶酶体水解酶被最终"分选"到不同的分泌泡内，分别形成了消化酶原颗粒和溶酶体。

腺泡细胞在各种生理刺激下，通过提升胞内钙离子浓度，促使酶原颗粒释放，经胰管、十二指肠乳头进入十二指肠，在肠激酶的作用下被激活，发挥其消化食物的功能。由于胰蛋白酶可激活多种其他胰酶，因此，胰蛋白酶原活化为胰蛋白酶在多种胰酶级联激活中最为关键。生理状态下，从腺泡细胞分泌出的胰蛋白酶原在胰腺内可有微量激活，但胰腺间质细胞所产生的酶特异性抑制物（α_1-抗胰蛋白酶、α_2-巨球蛋白等）可使在胰腺内提前活化的胰蛋白酶迅速失活，避免发生自身消化。

第二节　消化系统诊疗技术

【内镜诊断】

（一）胃镜与肠镜

胃镜是食管、胃、十二指肠疾病最常用和最准确的检查方法，结肠镜则主要用于观察从肛门到回盲瓣的所有结直肠病变。内镜检查不仅能直视黏膜病变，还能取活检。随着内镜设备的不断改进，对病变的观察逐渐增加了色素对照、放大观察、窄带光成像及共聚焦内镜等技术，有效提高了早期肿瘤的检出率。

胃肠镜检查时，可在严密的监护下，经静脉给予适量的速效镇静剂和麻醉剂，使病人在检查过程中没有恶心、呕吐、躁动等不配合现象；口腔分泌物少，比较清洁；胃肠蠕动减少，便于观察及活检病变。胃肠镜检查结束，病人苏醒后通常没有不适感。

在胃肠内镜的直视下，可对各种出血病变进行止血治疗；取出胃内异物；对较小的或有蒂的息肉等良性肿瘤可采用圈套、电凝等将其完整切除；对较大的良性肿瘤及早期癌，可根据情况行内镜下黏膜切除或剥离术。内镜治疗减少了很多原本需要进行的开腹手术，使治疗更为精准和微创，有利于减少并发症、医疗费用及住院日。

（二）胶囊内镜

胶囊内镜由胶囊、信号接收系统及工作站构成。检查时，病人吞下一个含有微型照相装置的胶囊，随胃肠道蠕动，以 2 帧/秒的速度不间断拍摄，所获取的消化道腔内图像信息被同时传给信号接收系统，然后在工作站上读片。胶囊内镜能动态、清晰地显示小肠腔内病变，突破了原有的小肠检查盲区，且具有无痛苦、安全等优点，成为疑诊小肠疾病的一线检查方法。

（三）小肠镜

与胶囊内镜不同的是，小肠镜因具有吸引及注气的功能，对病变的观察更清晰。发现病变后可以取活检及内镜下治疗，但小肠镜难以观察整个小肠，小肠病变的阳性检出率低于胶囊内镜，且由于检查耗时长，病人较痛苦，因此，多在胶囊内镜初筛发现小肠病变后，需要活检或内镜治疗时才采用小肠镜。

（四）经内镜逆行胆胰管造影术

经内镜逆行胆胰管造影术是在十二指肠镜直视下，经十二指肠乳头向胆总管或胰管内插入造影导管，逆行注入造影剂后，在 X 线下显示胆系和胰管形态的诊断方法。除诊断外，目前经内镜逆行性胰胆管造影（ERCP）技术已更多地用于治疗胆胰管疾病，治疗性 ERCP 包括内镜下乳头肌切开，胆总管取石、狭窄扩张、置入支架、鼻胆管引流术等，其微创、有效及可重复的优势减少了对传统外科手术的需求。

（五）超声内镜

将微型高频超声探头安置在内镜顶端或通过内镜孔道插入微型探头，在内镜下直接观察腔内病变，同时进行实时超声扫描，了解病变来自管道壁的某个层次及周围邻近脏器的情况。与体表超声相比较，超声内镜缩短或消除了超声源与成像器官之间的距离，缩短了声路，降低了声衰减，并排除了骨骼、脂肪、含气部位的妨碍，可以获得最清晰的回声成像。在超声内镜的引导下，可对病灶进行穿刺活检、肿瘤介入治疗、囊肿引流及施行腹腔神经丛阻断术。

【实验室检测】

（一）乙型肝炎病毒感染的诊断

乙型肝炎病毒（hepatitis B virus，HBV）感染的诊断包括 HBV 的 5 项血清免疫标志（HBsAg、HBsAb、HBeAg、HBeAb、HBcAb）检测、血清病毒检测（HBV-DNA 定量检测、HBV 基因分型、HBV 耐药突变株检测）和组织病毒学检测（肝组织 HBsAg、HBcAg、HBV-DNA）。

常用 HBV 的 5 项血清免疫标志可以了解病人是否感染了 HBV，HBV-DNA 定量检测能够反映病毒的复制水平，这两项检测可用于是否决定进行抗病毒治疗，也可用于疗效评价。

（二）幽门螺杆菌检测

幽门螺杆菌（Helicobacter pylori，Hp）检测对于胃癌前疾病及病变、消化性溃疡、胃肠黏膜相关淋巴瘤等疾病的诊疗具有重要作用。

1. 非侵入性方法

常用^{13}C-或^{14}C-尿素呼气试验（Hp-urea breath test，Hp-UBT），该检查不依赖内镜、准确性较高，病人依从性好，为 Hp 检测的重要方法之一，目前广泛用于各医院。但 Hp-UBT 仍然存在一定的缺陷，其结果的判定受到抗生素、铋剂、抑酸药物的干扰。采用单克隆抗体酶联免疫分析（ELISA）检测大便中的 Hp 抗原，方法简单、方便，敏感性和准确性堪比 Hp-UBT。

2. 侵入性方法

主要包括快速尿素酶试验、胃黏膜组织切片染色镜检及细菌培养等。采集胃黏膜进行细菌培养，一般不用于临床常规诊断，多用于科研。

（三）肝功能评估

1. 肝脏合成功能

（1）血清清蛋白：清蛋白仅由肝细胞合成。肝脏合成功能降低时，血清清蛋白明显降低。在病情稳定时，部分病人血清清蛋白测值尚在正常范围内，经历出血、感染、手术等事件后，血清清蛋白将显著降低，甚至难以恢复正常。

（2）血浆凝血因子：绝大部分凝血因子都在肝脏合成，其半衰期比清蛋白短得多，尤其是维生素 K 依赖因子（Ⅱ、Ⅶ、Ⅸ、Ⅹ）。因此在肝功能受损的早期，清蛋白尚在正常水平，对维生素 K 依赖的凝血因子即有显著降低。凝血酶原时间测定（prothrombin time，PT）、部分活化凝血酶原时间测定及凝血酶时间测定是最常用的指标。

（3）胆固醇：约70%的内源性胆固醇在肝脏合成。肝合成功能受损时，血胆固醇水平将降低。

2. 肝细胞损伤

丙氨酸氨基转移酶（alanine aminotransferase，ALT）和天冬氨酸氨基转移酶

(aspartate aminotransferase, AST) 存在于肝细胞胞浆中, 当肝细胞膜破裂时, ALT 及 AST 将明显升高, 因此, 它们是反映肝细胞损伤的重要指标。由于 AST 也存在于骨骼肌、肾脏、心肌等组织中, 因此血中以 AST 升高为主, 不一定是肝细胞受损。AST 在肝细胞内主要位于线粒体上, 在 ALT 升高的同时, 伴有明显的 AST 升高, 提示肝细胞严重受损。严重肝炎时, 转氨酶下降而胆红素升高, 此 "酶胆分离" 现象是肝细胞严重坏死的表现, 病死率高达约 90%。慢性肝病时, ALT 和 AST 常呈轻、中度升高; 肝硬化时, 肝脏病理以肝纤维化、肝细胞萎缩为主, 很多病人的 ALT 值、AST 值正常。

3. 胆红素代谢

胆红素是血液循环中衰老的红细胞在肝、脾及骨髓的单核-吞噬细胞系统中分解和破坏的产物。总胆红素 (total bilirubin, TB) 包括间接胆红素 (indirect bilirubin, IB) 和直接胆红素 (direct bilirubin, DB) 两种形式。非结合胆红素是血红蛋白的代谢产物, 被肝细胞摄取后, 与葡萄糖醛酸结合成水溶性的结合胆红素, 从胆道排出。上述的任何一个环节出现障碍, 均可出现黄疸。血清胆红素测定有助于检出肉眼尚不能观察到的黄疸, 常反映肝细胞损伤或胆汁淤积。尿胆红素阳性, 提示血结合胆红素增高。肝脏不能处理来自肠道重吸收的尿胆原时, 经尿液排出的尿胆原增加。

上述肝功能指标与肝脏的健康与否并不完全平行, 因此对肝功能的评估应该结合病人的症状、体征、影像资料及病理进行综合判断。当确定有肝脏损伤及肝功能减退时, 应注意寻找各种致病原因, 并采用 Child-Pugh 评分对肝功能进行分级评估, 以便临床诊治决策。由于肝功能分级可随病情而波动, 应灵活运用。

【影像诊断】

（一）超声

超声可探查消化系统实质性脏器、胆道及腹腔内的病变，其无创、无射线、经济、方便、快速、可检测血流动力学参数等优点使其在临床上被广泛使用，但超声对被气体或骨骼遮盖的组织或器官探查受限，受操作者的技能或经验影响较大。

（二）计算机断层扫描（computed tomography，CT）

CT增强扫描对于消化系统脏器小病灶、等密度病灶、需定位定性的病变以及血管性病变的诊断是一种必不可少的检查方法，不断提高的CT扫描速度、分辨率及更强大的后处理软件、高效的阅片方式以及费用的逐步降低，使其在腹部疾病的诊断中具有重要作用。但该检查方法在肝、肾功能不全时应慎用或禁用。

（三）磁共振成像（magnetic resonance imaging，MRI）

MRI适用于微小病变的观察以及病变定性诊断，特别是对鉴别肝内肝门部病变组织学来源和诊断胆道、胰腺病变具有很大价值。磁共振胆胰管成像是一种利用水成像原理的无创性检查技术，在不需注射对比剂的情况下可清楚显示含有液体的胆管和胰管管腔全貌，是胆胰疾病的重要检查方法。

第二章　食管癌

食管癌是原发于食管黏膜上皮的恶性肿瘤，主要为鳞癌和腺癌，临床上以进行性吞咽困难为进展期典型症状。食管癌是世界范围内常见的恶性肿瘤，在我国恶性肿瘤中发病率居第 3 位，死亡率居第 4 位，其流行病学有以下特点：①地区性分布，亚洲国家发病率高于欧美国家；我国主要以太行山、闽粤交界及川北等地区发病率高。②男性发病率高于女性，男女比例为（1.3~3）：1。③中老年易患，发病年龄多在 50 岁以上。

【病因】

食管癌的发生主要与以下因素相关.

（一）亚硝胺类化合物和真菌毒素

1. 亚硝胺

在食管癌高发区，粮食和饮水中的亚硝胺含量显著高于其他地区，且与当地食管癌和食管上皮重度增生的患病率呈正相关。

2. 真菌毒素

霉变食物中的黄曲霉菌、镰刀菌等真菌不仅能将硝酸盐还原为亚硝酸盐，而且能促进亚硝胺等致癌物质的合成，并常与亚硝胺协同致癌。

（二）慢性理化刺激及炎症

长期吸烟和饮酒、喜食粗糙和过烫食物等对食管黏膜的慢性理化刺激，胃食管反流病、腐蚀性食管灼伤和狭窄、贲门失弛缓症、食管憩室等慢性食管疾病引起的炎症，均可导致食管癌发生率增高。

（三）营养因素

维生素（A、B$_2$、C、E、叶酸等）、锌、硒、钼等微量营养素缺乏是食管癌的危险因素。

（四）遗传因素

食管癌的发病常表现家族倾向。高发区有阳性家族史者达 25%~50%，其中父系最高，母系次之，旁系最低。

【病理】

食管癌的病变部位以中段居多，下段次之，上段最少。胃贲门癌延伸至食管下段时，在临床上与食管下段癌不易区分，又称食管贲门癌。

（一）大体病理

1. 早期食管癌

病灶局限于黏膜层和黏膜下浅层，不伴淋巴结转移。胃镜下呈充血、斑块、糜烂和乳头状。充血型多为原位癌，是食管癌的早期表现；斑块型最多见，癌细胞分化较好；糜烂型次之，癌细胞分化较差；乳头型主要为早期浸润癌，癌细胞分化情况一般较好。

2. 中晚期食管癌

癌组织逐渐累及食管全周、突入腔内或穿透管壁侵犯邻近器官。根据形态特点可分为髓质型、蕈伞型、溃疡型和缩窄型。

（二）组织病理

我国 90% 的食管癌为鳞状细胞癌，少数为腺癌，后者多与 Barrett 食管恶变有关。

（三）食管癌的扩散和转移方式

1. 直接蔓延

癌组织首先向黏膜下层和肌层浸润，穿透食管壁后向周围组织及器官蔓延。

2. 淋巴转移

淋巴转移是食管癌的主要转移方式。

3. 血行转移

晚期常转移至肝、肺、骨等处。

【临床表现】

（一）早期症状

早期食管癌的症状多不典型，主要表现为胸骨后不适、烧灼感及针刺或牵拉样痛，可有食物通过缓慢、滞留或轻度哽噎感。早期症状时轻时重，持续时间长短不一，甚至可无症状。

（二）中晚期症状

1. 进行性吞咽困难

进行性吞咽困难是中晚期食管癌的典型症状，也是大多数病人就诊的主要原因，常由固体食物咽下困难发展至液体食物也不能咽下。

2. 食物反流

因食管梗阻的近段有扩张与潴留，可发生食物反流，反流物含黏液、宿食，可呈血性或见溃烂组织。

3. 咽下疼痛

由食管糜烂、溃疡或近段食管炎所致，以进热食或酸性食物后明显，可涉及颈、肩胛、前胸及后背等部位。

4. 其他症状

肿瘤压迫喉返神经可出现声嘶、呛咳；侵犯膈神经可导致呃逆；出现肝转移可引起黄疸；发生骨转移可引起疼痛；侵入气管、支气管可引起食管-支气管瘘、纵隔脓肿、肺炎、肺脓肿等；侵犯主动脉可造成致死性大出血。晚期病人呈恶病质状态。

（三）体征

早期体征可缺如，晚期可出现消瘦、贫血、营养不良、脱水或恶病质等问题。出现转移后，常可触及肿大而质硬的浅表淋巴结或肿大而有结节的肝脏，少数病人可出现腹腔或胸腔积液。

【辅助检查】

（一）胃镜

胃镜是食管癌诊断的首选方法，可直接观察病灶形态，并取活检以确诊。色素内镜、电子染色内镜、放大内镜及共聚焦激光显微内镜等可提高早期食管癌的检出率。

（二）食管钡剂造影

当病人不宜行胃镜检查时，可选用此方法。钡剂造影主要表现为：①黏膜皱襞破坏，代之以杂乱不规则影像；②管腔局限性狭窄，病变处食管僵硬，近段食管扩张；③不规则充盈缺损或龛影。

（三）CT

可清晰显示食管与邻近纵隔器官的解剖关系、肿瘤外侵程度及转移病灶，有助于制订外科手术方式及放疗计划，但难以发现早期食管癌。

（四）超声内镜

有助于判断食管癌的壁内浸润深度、肿瘤对周围器官的侵犯情况以及异常肿大的淋巴结，对肿瘤分期、治疗方案选择及预后判断有重要意义。

（五）其他检查

PET-CT 可发现病灶，并有助于判断远处转移。此外，目前尚无诊断食管癌的特异性肿瘤标志物。

【诊断与鉴别诊断】

对于有食物通过缓慢、轻度哽噎感或咽下困难者，应及时做相关检查确诊。食管癌需与下列疾病相鉴别：

（一）贲门失弛缓症

因食管神经肌间神经丛病变引起食管下括约肌松弛障碍所致，临床表现为间歇性咽下困难、食物反流和胸骨后不适或疼痛，病程较长，一般无进行性消瘦。食管钡剂造影可见贲门梗阻呈漏斗或鸟嘴状，边缘光滑，食管下段扩张明显。

（二）胃食管反流病

胃十二指肠内容物反流入食管，引起烧心、胸痛或吞咽困难，胃镜检查可见黏膜炎症、糜烂或溃疡，黏膜活检未见肿瘤细胞。

（三）食管良性狭窄

有腐蚀性或反流性食管炎、长期留置胃管或食管相关手术病史。食管钡剂造影见食管狭窄、黏膜消失、管壁僵硬，无钡影残缺征。胃镜检查可确诊。

（四）癔球症

女性多见，主要症状为咽部异物感，进食时消失，常由精神因素诱发，多无器质性食管病变。

（五）其他

需与食管平滑肌瘤、食管裂孔疝、食管静脉曲张、纵隔肿瘤、食管周围淋巴结肿大、左心房增大、主动脉瘤等引起吞咽困难的疾病相鉴别。

【治疗】

早期食管癌在内镜下切除常可达到根治效果。中晚期食管癌可采取手术、放疗、化疗及内镜治疗或多种方式联合应用。

（一）内镜治疗

1. 早期食管癌

内镜治疗是有效的治疗方式，包括：①内镜黏膜切除术，在内镜下将病灶整块或分块切除；②多环套扎黏膜切除术，使用改良食管曲张静脉套扎器进行多块黏膜切除；③内镜黏膜下剥离术，在进行黏膜下注射后分离黏膜下层与固有肌层，将病变黏膜及黏膜下层完整剥离；④内镜下非切除治疗，如射频消融术、光动力疗法、氩离子凝固术及激光疗法等。

2. 中晚期食管癌

有梗阻症状者，可通过内镜解除梗阻，具体方法如下。①单纯扩张：缓解症状持续时间短且需反复扩张，不适用于病变范围广泛者；②食管内支架置放术：内镜下放置支架，可较长时间缓解梗阻，以提高病人生活质量；③内镜下癌肿消融术：可用于中晚期食管癌的姑息治疗。

（二）手术

食管癌手术切除率为 58%~92%，早期切除常可达到根治效果。大部分病人诊断时已处于中晚期，即使提高手术切除率，远期疗效仍不理想。

（三）放疗

主要适用于上段食管癌及有手术禁忌者，也可用于术前或术后放疗。

（四）化疗

常用于不能手术或放疗的晚期病人，也可用于术前或术后化疗，多采用联合化疗方案。

【预后】

早期食管癌及时根治预后良好，内镜或手术切除 5 年生存率大于 90%。已出现症状且未经治疗的食管癌病人一般在 1 年内死亡。病灶位于食管上段、病变长度超过 5cm、已侵犯食管肌层、癌细胞分化差或伴有转移者，预后不良。

【预防】

食管癌的一级预防，包括改良水质和改变不良生活习惯等。二级预防是在食管癌高发地区进行普查，对高危人群进行早发现、早诊断、早治疗。三级预防是对食管癌病人采取积极有效的治疗措施，延长生存期，提高生活质量。

第三章　胃　炎

胃炎是胃黏膜对胃内各种刺激因素的炎症反应，显微镜下表现为组织学炎症。胃炎大致包括常见的急性胃炎与慢性胃炎和少见的特殊类型胃炎，但有些胃炎仅伴很轻甚至不伴有炎症细胞浸润，而以上皮和微血管的异常改变为主，称之为胃病。

第一节　急性胃炎

急性胃炎一般指各种病因引起的胃黏膜急性炎症，组织学上通常可见中性粒细胞浸润，包括急性糜烂出血性胃炎、急性 Hp 胃炎和除 Hp 以外的其他急性感染性胃炎。本节主要阐述急性糜烂出血性胃炎。

【常见病因及病理生理机制】

（一）应激

如严重创伤、手术、多器官功能衰竭、败血症、精神紧张等，可致胃黏膜微循环障碍、缺氧，黏液分泌减少，局部前列腺素合成不足，屏障功能损坏；也可增加胃酸分泌，大量氢离子反渗，损伤血管和黏膜，引起糜烂、出血甚至溃疡。

（二）药物

常见于非甾体抗炎药（non-steroid anti-inflammatory drugs，NSAIDs）特别是

阿司匹林（最经典的 NSAIDs 之一）等非特异性环氧合酶（cyclooxygenase，COX）抑制剂。COX 是花生四烯酸代谢的关键限速酶，有两种异构体：结构型 COX-1 和诱生型（或称诱导型）COX-2。COX-1 在组织细胞中微量恒定表达，有助于上皮细胞的修复。COX-2 主要受炎症诱导表达，促进炎症介质的产生。非特异性 COX 抑制剂旨在抑制 COX-2，从而减轻炎症反应，但因特异性差，同时也抑制了 COX-1，导致维持黏膜正常再生的前列腺素 E 不足，黏膜修复障碍，出现糜烂和出血，以胃窦多见。肠溶剂型的非甾体类抗炎药虽可减轻对胃黏膜的局部损伤作用，但因经小肠吸收通过血液循环后抑制黏膜细胞的 COX-1，仍可导致急性胃炎。

抗肿瘤化疗药物在抑制肿瘤生长时常对胃肠道黏膜产生细胞毒作用，导致严重的黏膜损伤，且合并细菌和病毒感染的概率增加。此外，口服铁剂、氯化钾也可致胃黏膜糜烂。

（三）酒精

乙醇具有的亲脂性和溶脂性能，可导致胃黏膜糜烂及黏膜出血，炎症细胞浸润多不明显。

（四）创伤和物理因素

大剂量放射线照射等均可导致胃黏膜糜烂甚至溃疡。

【临床表现】

常有上腹痛、胀满、恶心、呕吐和食欲不振等；重症可有呕血、黑粪、脱水、酸中毒或休克；非甾体类抗炎药/阿司匹林所致者多数无症状或仅在胃镜检查时发现，少数有症状者主要表现为轻微上腹不适或隐痛。

【诊断】

具有上述临床症状或兼具相关病因与诱因者应疑诊，而确诊则依靠胃镜发现糜烂及出血病灶，必要时行病理组织学检查。由于胃黏膜修复很快，当临床提示本病时，应尽早行胃镜检查确诊。

【治疗】

去除病因，积极治疗原发疾病和创伤，纠正其引起的病理生理紊乱。

【预后】

多数胃黏膜糜烂和出血可自行愈合及止血；少数病人黏膜糜烂可发展为溃疡，并发症增加，但通常对药物治疗反应良好。

【预防】

停用不必要的非甾体类抗炎药。严重创伤、烧伤、大手术和重要器官衰竭及需要长期服用阿司匹林或氯吡格雷等病人，可预防性给予质子泵抑制剂或组胺 H_2 受体拮抗剂。对有骨关节疾病病人，可用选择性 COX-2 抑制剂如塞来昔布等进行抗炎治疗，减少对 COX-1 的抑制。倡导文明的饮食习惯，避免酗酒。对门静脉高压性胃病可予质子泵抑制剂，严重者应考虑处理门静脉高压。

第二节　慢性胃炎

慢性胃炎是指由多种病因引起的慢性胃黏膜炎症病变，临床常见，其患病率一般随年龄增长而增加，特别是中年以上更为常见。Hp 感染是最常见的病因。

目前，胃镜及活检组织病理学检查是诊断和鉴别诊断慢性胃炎的主要手段。

【病因和发病机制】

（一）Hp 感染

Hp 经口进入胃内，部分可被胃酸杀灭，部分则附着于胃窦部黏液层，依靠其鞭毛穿过黏液层，定居于黏液层与胃窦黏膜上皮细胞表面，一般不侵入胃腺和固有层内，一方面避免了胃酸的杀菌作用，另一方面难以被机体的免疫机能清除。Hp 产生的尿素酶可分解尿素，产生的氨可中和反渗入黏液内的胃酸，形成有利于 Hp 定居和繁殖的局部微环境，使感染慢性化。

Hp 凭借其产生的氨及空泡毒素导致细胞损伤；促进上皮细胞释放炎症介质；菌体细胞壁 Lewis X、Lewis Y 抗原引起自身免疫反应；多种机制使炎症反应迁延或加重。Hp 对胃黏膜炎症发展的转归取决于 Hp 毒株及毒力、宿主个体差异和胃内微生态环境等多因素的综合结果。

（二）十二指肠–胃反流

与各种原因引起的胃肠道动力异常、肝胆道疾病及远端消化道梗阻有关。长期反流，可导致胃黏膜慢性炎症。

（三）药物和毒物

服用非甾体类抗炎药/阿司匹林或 COX-2 选择性抑制剂，是反应性胃病的常见病因。许多毒素也可能损伤胃，其中酒精最为常见。迅速摄入酒精后，内镜下常表现为黏膜下出血，活检不伴明显黏膜炎症。酒精和非甾体类抗炎药的联合作用将对胃黏膜产生更强的损伤。

（四）自身免疫

胃体腺壁细胞除分泌盐酸外，还分泌一种黏蛋白，称为内因子。它能与食物

中的维生素 B_{12}（外因子）结合形成复合物，使之不被酶消化；到达回肠后，被维生素 B_{12} 吸收。

当体内出现针对壁细胞或内因子的自身抗体时，自身免疫性的炎症反应导致壁细胞总数减少、泌酸腺萎缩、胃酸分泌降低；内因子减少可导致维生素 B_{12} 吸收不良，出现巨幼细胞贫血，称之为恶性贫血。本病在北欧发病率较高。

（五）年龄因素和其他

老年人胃黏膜可出现退行性改变，加之 Hp 感染率较高，使胃黏膜修复再生功能降低，炎症慢性化，上皮增殖异常及胃腺体萎缩。

【胃镜及组织学病理】

胃镜下，慢性非萎缩性胃炎的黏膜可充血水肿或黏膜皱襞肿胀增粗；萎缩性胃炎的黏膜色泽变淡，皱襞变细而平坦，黏液减少，黏膜变薄，有时可透见黏膜血管纹。

不同病因所致胃黏膜损伤和修复过程中产生的慢性胃炎组织学变化具体如下。

（一）炎症

以淋巴细胞、浆细胞为主的慢性炎症细胞浸润，基于炎症细胞浸润的深度分为轻、中、重度。由于 Hp 感染常呈簇状分布，胃窦黏膜炎症也有多病灶分布的特点，也常有淋巴滤泡出现。

炎症的活动性是指中性粒细胞出现，它存在于固有膜、小凹上皮和腺管上皮之间，严重者可形成小凹脓肿。

（二）萎缩

病变扩展至腺体深部，腺体破坏、数量减少，固有层纤维化。根据是否伴有化生，分为非化生性萎缩及化生性萎缩。以胃角为中心，波及胃窦及胃体的多灶萎缩发展为胃癌的风险增加。

（三）化生

长期慢性炎症使胃黏膜表层上皮和腺体为杯状细胞和幽门腺细胞所取代，其分布范围越广，发生胃癌的危险性越高。胃腺化生分为以下两种。①肠上皮化生：以杯状细胞为特征的肠腺替代了胃固有腺体；②假幽门腺化生：泌酸腺的颈黏液细胞增生，形成幽门腺样腺体，它与幽门腺在组织学上一般难以区别，需根据活检部位检查结果判断。

判断肠上皮化生的危害大小，要分析其范围、程度，必要时参考肠上皮化生分型。

（四）异型增生

又称不典型增生，是细胞在再生过程中过度增生和分化缺失，增生的上皮细胞拥挤、有分层现象，核增大失去极性，有丝分裂象增多，腺体结构紊乱。世界卫生组织（WHO）国际癌症研究协会推荐使用的术语是上皮内瘤变。低级别上皮内瘤变包括轻度和中度异型增生，而高级别上皮内瘤变包括重度异型增生和原位癌。异型增生是胃癌的癌前病变，轻度者常可逆转为正常；重度者有时与高分化腺癌不易区别，应密切观察。

在慢性炎症向胃癌发展的进程中，胃癌前情况包括萎缩、肠上皮化生和异型增生等。我国临床医生通常将其分为胃癌前状态（即胃癌前疾病，伴有或不伴有肠上皮化生的慢性萎缩性胃炎、胃息肉、胃溃疡和残胃等）和癌前病变（即异型增生）两部分。

【临床表现】

大多数病人无明显症状，即便有症状也多为非特异性，可表现为中上腹不适、饱胀、钝痛、烧灼痛等，也可呈食欲缺乏、嗳气、泛酸、恶心等消化不良症状。症状的轻重与胃镜和病理组织学所见不成比例。体征多不明显，有时上腹轻压痛。恶性贫血者常有全身衰弱、疲软、可出现明显的厌食、体重减轻、贫血，一般消化道症状较少。阿司匹林所致者中的多数病人症状不明显，或仅有轻微上腹不适或隐痛。危重病应激者症状被原发疾病所掩盖，可致上消化道出血，病人可以突然呕血和（或）黑便为首发症状。

【诊断】

胃镜及组织学检查是慢性胃炎诊断的关键，仅依靠临床表现不能确诊。病因诊断除通过了解病史外，可进行下列两种实验室检测。

（一）Hp 检测

常规 Hp 检测。

（二）血清抗壁细胞抗体、内因子抗体及维生素 B_{12} 水平测定

有助于诊断自身免疫性胃炎，正常人空腹血清维生素 B_{12} 的浓度为 $300\sim900ng/L$。

慢性胃炎的分类方法众多，如基于病因可将慢性胃炎分成 Hp 胃炎和非 Hp 胃炎；基于内镜和病理诊断可将慢性胃炎分萎缩性和非萎缩性；基于胃炎分布可将慢性胃炎分为胃窦为主胃炎、胃体为主胃炎和全胃炎。

【治疗】

大多数成人胃黏膜均有轻度非萎缩性胃炎（浅表性胃炎），如 Hp 阴性且无糜烂及无症状，可不予药物治疗。如慢性胃炎波及黏膜全层或呈活动性，出现癌前情况如肠上皮化生、假幽门腺化生、萎缩及异型增生，可予短期或长期间歇

治疗。

（一）对因治疗

1. Hp 相关胃炎

单独应用抗生素药物不能有效根除 Hp，这些抗生素在酸性环境下不能正常发挥其抗菌作用，需要联合质子泵抑制剂抑制胃酸后，才能使其发挥作用。目前倡导的联合方案为含有铋剂的四联方案，即 1 种质子泵抑制剂+2 种抗生素和 1 种铋剂，疗程 10~14 天。由于各地抗生素耐药情况不同，抗生素及疗程的选择应视当地耐药情况而定。

2. 十二指肠-胃反流

可用保护胃黏膜、改善胃肠动力等药物。

3. 胃黏膜营养因子缺乏

补充复合维生素，恶性贫血者需终生注射维生素 B_{12}。

（二）对症治疗

可用药物适度抑制或中和胃酸；促动力剂或酶制剂缓解动力不足或消化酶不足引起的腹胀等症状；黏膜保护剂有助于缓解腹痛与反酸等症状。

（三）癌前情况处理

在根除 Hp 的前提下，适量补充复合维生素和含硒药物及某些中药等。对药物不能逆转的局灶高级别上皮内瘤变（含重度异型增生和原位癌），可在胃镜下行黏膜下剥离术，并应视病情定期随访。

（四）病人教育

Hp 主要在家庭内传播。避免导致母-婴传播的不良喂食习惯；提倡分餐制，减少感染 Hp 的机会；食物应多样化，避免偏食，注意补充多种营养物质；不吃霉变食物；少吃熏制、腌制、富含硝酸盐和亚硝酸盐的食物，多吃新鲜食品；避免过于粗糙、浓烈、辛辣食物及大量长期饮酒、吸烟；保持良好心理状态及充足睡眠。

【预后】

慢性非萎缩性胃炎预后良好；肠上皮化生通常难以逆转；部分病人萎缩可以改善或逆转；轻度异型增生可逆转，但重度者易转变为癌。对有胃癌家族史、食物营养单一、常食熏制或腌制食品的病人，需警惕肠上皮化生、萎缩及异型增生向胃癌的进展。

第四章　消化性溃疡

消化性溃疡（peptic ulcer，PU）指胃肠黏膜发生的炎性缺损，通常与胃液的胃酸和消化作用有关，病变穿透黏膜肌层或达更深层次。消化性溃疡常发生于胃、十二指肠，可发生于食管–胃吻合口、胃–空肠吻合口或附近，含有胃黏膜的 Meckel 憩室等。

【流行病学】

PU 是一种全球性常见病，男性多于女性，可发生于任何年龄段，估计约有 10% 的人其一生中患过本病。十二指肠溃疡（duodenal ulcer，DU）多于胃溃疡（gastric ulcer，GU），两者之比约为 3:1。DU 多见于青壮年，GU 多见于中老年人。随着 H_2 受体拮抗剂、质子泵抑制剂等药物治疗的进展，PU 及其并发症发生率明显下降。近年来阿司匹林等非甾体类抗炎药药物的应用增多，老年消化性溃疡发病率有所增高。

【病因和发病机制】

PU 病因和发病机制是多因素的，损伤与防御修复不足是发病机制的两方面。

（一）胃酸与胃蛋白酶

正常人胃黏膜约有 10 亿壁细胞，每小时泌酸约 22mmol。DU 病人壁细胞总数平均为 19 亿，每小时泌酸约 42mmol，比正常人高 1 倍左右。但是，个体之间壁细胞数量存在很大差异，DU 病人和正常人之间的壁细胞数量也存在一定的重叠。

胃蛋白酶是 PU 发病的另一个重要因素，其活性依赖于胃液的 pH，pH 为 2~3 时，胃蛋白酶原易被激活；pH>4 时，胃蛋白酶失活。因此，抑制胃酸可同时抑制胃蛋白酶的活性。

PU 发生的机制是致病因素引起胃酸、胃蛋白酶对胃黏膜的侵袭作用与黏膜屏障的防御能力间失去平衡，侵袭作用增强或（和）防御能力减弱均可导致 PU 的产生。GU 和 DU 同属于 PU，但 GU 在发病机制上以黏膜屏障防御功能降低为主要机制，DU 则以高胃酸分泌起主导作用。

（二）幽门螺杆菌

幽门螺杆菌是 PU 的重要致病因素。DU 病人的 Hp 感染率可高达 90%以上，但有的 DU 人群 Hp 阳性率约为 50%，GU 的 Hp 阳性率为 60%~90%。除此之外，Hp 阳性率高的人群，PU 的患病率也较高。根除 Hp 有助于 PU 的愈合及显著降低溃疡复发。

（三）药物

长期服用 NSAIDs、糖皮质激素、氯吡格雷、双膦酸盐、西罗莫司等药物的病人易发生 PU。其中 NSAIDs 是导致 PU 的最常用药物，包括布洛芬、吲哚美辛、阿司匹林等，有 5%~30%的病人可发生内镜下溃疡，其致病机制详见胃炎章节。

（四）黏膜防御与修复异常

胃黏膜的防御和修复功能对维持黏膜的完整性、促进溃疡愈合非常重要。胃黏膜活检是常见的临床操作，造成的医源性局灶溃疡不经药物治疗，可迅速修复自愈，反映了胃黏膜强大的自我防御与修复能力。防御功能受损，修复能力下降，都对溃疡的发生和转归产生影响。

（五）遗传易感性

部分 PU 病人有明显的家族史，存在遗传易感性。

（六）其他

大量饮酒、长期吸烟、应激等是 PU 的常见诱因。胃石症病人因胃石的长期机械摩擦刺激而产生 GU；放疗可引起胃或十二指肠溃疡。与其他疾病合并发生，如促胃液素瘤、克罗恩病、肝硬化、慢性阻塞性肺疾病、休克、全身严重感染、急性心肌梗死、脑卒中等。少见的感染性疾病，单纯疱疹病毒、结核、巨细胞病毒等感染累及胃或十二指肠可产生溃疡。

【病理】

不同病因的 PU，好发病部位存在差异。典型的 GU 多见于胃角附近及胃窦小弯侧，活动期 PU 一般为单个，也可多个，呈圆形或卵圆形。多数活动性溃疡直径<10mm，边缘较规整，周围黏膜常有充血水肿，表面覆以渗出物形成的白苔或黄苔，底部由肉芽组织构成。溃疡深者可累及胃、十二指肠壁肌层或浆膜层，累及血管时可引起大出血，侵及浆膜层时易引起穿孔；溃疡愈合后产生瘢痕。DU 的形态与 GU 相似，多发生在球部，以紧邻幽门的前壁或后壁多见，DU 可因反复发生溃疡而变形，瘢痕收缩而形成狭窄或假性憩室等。

【临床表现】

（一）症状

典型症状为上腹痛，性质可有钝痛、灼痛、胀痛、剧痛、饥饿样不适。特点包括以下 4 点：①慢性过程，可达数年或 10 余年；②反复或周期性发作，发作期可为数周或数个月，发作有季节性，典型者多在季节变化时发生，如秋冬和冬春之交发病；③部分病人有与进餐相关的节律性上腹痛，餐后痛多见于 GU，饥饿痛或夜间痛、进餐缓解多见于 DU；④腹痛可被抑酸或抗酸剂缓解。

部分病例仅表现上腹胀、上腹部不适、厌食、嗳气、反酸等消化不良症状。还有一类无症状性溃疡，这些病人无腹痛或消化不良症状，而以消化道出血、穿孔等并发症为首发症状，可见于任何年龄，以长期服用 NSAIDs 病人及老年人多见。

（二）体征

发作时剑突下、上腹部或右上腹部可有局限性压痛，缓解后可无明显体征。

（三）特殊溃疡

1. 复合溃疡

指胃和十二指肠均有活动性溃疡，多见于男性，幽门狭窄、梗阻发生率较高。

2. 幽门管溃疡

餐后很快发生疼痛，易出现幽门梗阻、出血和穿孔等并发症。胃镜检查时应注意活检，排除癌变。

3. 球后溃疡

指发生在十二指肠降段、水平段的溃疡。多位于十二指肠降段的初始部及乳头附近，溃疡多在后内侧壁。疼痛可向右上腹及背部放射。严重的炎症反应可导致胆总管引流障碍，出现梗阻性黄疸等。

4. 巨大溃疡

指直径>2cm 的溃疡，常见于有 NSAIDs 服用史及老年病人。巨大十二指肠球部溃疡常在后壁，易发展为穿透性，周围有大的炎性团块，疼痛可剧烈而顽固、放射至背部，老年人也可没有症状。巨大 GU 并不一定都是恶性。

5. 老年人溃疡及儿童期溃疡

老年人溃疡临床表现多不典型，常无症状或症状不明显，疼痛多无规律，较易出现体重减轻和贫血。GU 多位于胃体上部，溃疡常较大，易被误认为胃癌。由于老年人广泛使用 NSAIDs，因此老年人溃疡有增加的趋势。

儿童期溃疡主要发生于学龄儿童，发生率低于成人。患儿腹痛可在脐周，时常出现恶心或呕吐，可能与幽门、十二指肠水肿和痉挛有关。随着年龄的增长，溃疡的表现与成年人相近。

6. 难治性溃疡

难治性溃疡指经正规抗溃疡治疗而溃疡仍未愈合，可能的因素有：①病因尚未去除，如仍有 Hp 感染，继续服用非甾体类抗炎药等致溃疡药物等；②穿透性溃疡；③特殊病因，如克罗恩病、促胃液素瘤、放疗术后等；④某些疾病或药物影响抗溃疡药物吸收或效价降低；⑤误诊，如胃或十二指肠恶性肿瘤；⑥不良诱因存在，包括吸烟、酗酒及精神应激等。

【并发症】

（一）出血

PU 是上消化道出血中最常见的病因。在我国，约占非静脉曲张破裂出血病因的 50%~70%，DU 较 GU 多见。当 PU 侵蚀周围或深处的血管，可产生不同程度的出血。轻者表现为大便隐血阳性、黑便，重者出现大出血、表现为呕血或暗红色血便。PU 病人的慢性腹痛在出血后常减轻。

（二）穿孔

当溃疡穿透胃、十二指肠壁时，发生穿孔，1/3~1/2 的穿孔与服用 NSAIDs 有关，多数是老年病人，穿孔前可以没有症状。穿透、穿孔临床常有以下 3 种后果。

1. 溃破入腹腔引起弥漫性腹膜炎

呈突发剧烈腹痛，持续而加剧，先出现于上腹，继之延及全腹。该腹膜炎的体征有腹壁板样僵直、压痛、反跳痛、肝浊音界消失，部分病人出现休克。

2. 穿透性溃疡

穿透于周围实质性脏器，如肝、胰、脾等。患者常有慢性病史，腹痛规律改变，变为顽固或持续。如穿透至胰腺，腹痛放射至背部，血淀粉酶可升高。

3. 穿破入空腔器官形成瘘管

DU 可以穿破胆总管、形成胆瘘，GU 可穿破入十二指肠或横结肠、形成肠瘘，可通过内镜、钡剂或 CT 等检查发现。

（三）幽门梗阻

临床症状有上腹胀痛，餐后加重，呕吐后腹痛可稍缓解，呕吐物可为宿食；严重呕吐可致失水，低氯、低钾性碱中毒；体重下降、营养不良。此病多由 DU 或幽门管溃疡反复发作所致，体检可见胃蠕动波及闻及振水声等。炎性水肿和幽门平滑肌痉挛所致的暂时梗阻可因药物治疗、溃疡愈合而缓解；严重瘢痕或与周围组织粘连、恶变引起胃流出道狭窄或变形，表现为持续性梗阻。

（四）癌变

反复发作、病程持续时间长的 GU 癌变风险高，DU 一般不发生癌变。胃镜结合活检有助于明确良恶性溃疡及是否发生癌变。

【辅助检查】

（一）胃镜检查及活检

胃镜检查是 PU 诊断的首选方法和标准，可以：①确定有无病变、部位及分期；②鉴别良恶性溃疡；③治疗效果的评价；④对合并出血者给予止血治疗；⑤对合并狭窄梗阻病人给予扩张或支架治疗；⑥超声内镜检查，评估胃或十二指肠壁、溃疡深度、病变与周围器官的关系、淋巴结数目和大小等。对于 GU，应常规在溃疡边缘取活检，关于活检块数尚无定论，一般溃疡周边 4 个部位的活检多能达到诊断需要。部分 GU 在胃镜下难以区别良恶性，有时需多次活检和病理检查，甚至超声内镜评估或穿刺活检。对 GU 迁延不愈，需要排除恶性病变的，应多点活检，正规治疗 8 周后应复查胃镜，必要时再次活检和病理检查，直到溃疡完全愈合。

（二）X 线钡剂造影

随着内镜技术的普及和发展，上消化道钡剂造影应用得越来越少，但钡剂（包括造影剂）造影有其特殊意义，其适用情况如下：①了解胃的运动情况；②胃镜禁忌者；③不愿接受胃镜检查者和没有胃镜检查条件时。气钡双重造影能较好地显示胃肠黏膜形态，但总体效果仍不如内镜检查，且无法通过活检进行病理诊断。溃疡的钡剂直接征象为龛影、黏膜聚集，间接征象为局部压痛、胃大弯侧痉挛性切迹、狭窄、十二指肠球部激惹及球部畸形等。

（三）CT 检查

对于穿透性溃疡或穿孔，CT 很有价值，可以发现穿孔周围组织炎症、包块、积液，对于游离气体的显示甚至优于立位胸片。另外，对幽门梗阻也有鉴别诊断的意义。口服造影剂，CT 可能显示出胃壁中断、穿孔周围组织渗出、增厚等。

（四）实验室检查

1. Hp 检测

有 PU 病史者，无论溃疡处于活动还是瘢痕期，均应考虑 Hp 检测。

2. 其他检查

血常规、粪便隐血有助于了解溃疡有无活动出血。

【诊断】

慢性病程、周期性发作、节律性上腹痛、NSAIDs 服药史等是疑诊 PU 的重要病史。胃镜检查可以确诊。不能接受胃镜检查者，上消化道钡剂发现龛影，可以诊断溃疡，但难以区分其良恶性。

【鉴别诊断】

（一）其他引起慢性上腹痛的疾病

PU 诊断确立，但部分病人在 PU 愈合后仍有症状或症状不缓解，应注意诱因是否解除，是否有慢性肝胆胰疾病、功能性消化不良等。

（二）胃癌

胃镜发现胃溃疡时，应注意与恶性溃疡相鉴别，典型胃癌溃疡形态多不规则，常>2cm，边缘呈结节状，底部凹凸不平、覆污秽状苔。

（三）促胃液素瘤（Zollinger-Ellison syndrome，卓-艾综合征）

促胃液素瘤系一种胃肠胰神经内分泌肿瘤。促胃液素由胃、上段小肠黏膜的 G 细胞分泌，具有促进胃酸分泌、细胞增殖、胃肠运动等作用。促胃液素瘤以多发溃疡、不典型部位、易出现溃疡并发症、对正规抗溃疡药物疗效差，可出现腹泻，高胃酸分泌，血促胃液素水平升高等为特征。促胃液素瘤通常较小，约80%位于"促胃液素瘤"三角区内，即胆囊与胆总管汇合点、十二指肠第二部分与第三部分交界处、胰腺颈部与体部交界处组成的三角区内，其他少见的部位包括胃、肝脏、骨骼、心脏、卵巢、淋巴结等；50%以上的促胃液素瘤为恶性，部分病人发现时已有转移。临床疑诊时，应检测血促胃液素水平，增强 CT 或磁共振扫描有助于发现肿瘤部位。质子泵抑制剂可减少胃酸分泌、控制症状，应尽可能手术切除肿瘤。

【治疗】

PU 治疗目标为：去除病因，控制症状，促进溃疡愈合，预防复发和避免并发症。

（一）药物治疗

自 20 世纪 70 年代以后，PU 药物治疗经历了 H_2 受体拮抗剂、质子泵抑制剂和根除 Hp 共 3 次里程碑式的进展，使溃疡愈合率显著提高、并发症发生率显著降低、相应的外科手术明显减少。

1. 抑制胃酸分泌

（1）H_2 受体拮抗剂：是治疗 PU 的主要药物之一，疗效好，用药方便，价格适中，长期使用不良反应少。常用药物有法莫替丁、尼扎替丁、雷尼替丁，治疗 GU 和 DU 的 6 周愈合率分别为 80%~95% 和 90%~95%。

（2）质子泵抑制剂：是治疗消化性溃疡的首选药物。质子泵抑制剂入血，进入到胃黏膜壁细胞酸分泌小管中，酸性环境下转化为活性结构，与质子泵即 H^+-K^+-ATP 酶结合，抑制该酶的活性、从而抑制胃酸的分泌。质子泵抑制剂可在 2~3 天内控制溃疡症状，对一些难治性溃疡的疗效优于 H_2 受体拮抗剂，治疗典型的胃和十二指肠溃疡 4 周的愈合率分别为 80%~96% 和 90%~100%。值得注意的是，治疗 GU 时应首先排除溃疡型胃癌的可能，因质子泵抑制剂治疗可减轻其症状，掩盖病情。

质子泵抑制剂是酸依赖性的，酸性胃液中不稳定，口服时不宜破坏药物外裹的保护膜。质子泵抑制剂的肠衣保护膜在小肠 pH≥6 的情况下被溶解释放，吸收入血。

2. 根除 Hp

PU 不论活动与否，Hp 阳性病人均应根除 Hp，根除 Hp 可显著降低溃疡的复发率。由于耐药菌株的出现、抗菌药物不良反应、病人依从性差等因素，部分病人胃内的 Hp 难以根除，此时应因人而异制订多种根除 Hp 方案。对有并发症和经常复发的 PU 病人，应追踪抗 Hp 的疗效，一般应在治疗至少 4 周后复检 Hp，避免在应用质子泵抑制剂或抗生素期间复检 Hp 出现假阴性结果。

3. 保护胃黏膜

（1）铋剂：这类药物分子量较大，在酸性溶液中呈胶体状，与溃疡基底面的蛋白形成蛋白-铋复合物，覆于溃疡表面，阻隔胃酸、胃蛋白酶对黏膜的侵袭损害。由于 PH 的性价比高和广泛使用，铋剂已不作为 PU 的单独治疗药物。但是，铋剂可通过包裹 Hp 菌体，干扰 Hp 代谢，发挥杀菌作用，被推荐为根除 Hp 的四联药物治疗方案的主要组成之一。服药后常见舌苔和粪便变黑，短期应用本药后血铋浓度（5~14μg/L）在安全阈值之内（50μg/L）。由于肾脏为铋的主要排泄器官，故肾功能不良者应忌用铋剂。

（2）弱碱性抗酸剂：常用铝碳酸镁、磷酸铝、硫糖铝、氢氧化铝凝胶等。这些药物可中和胃酸，起效较快，可短暂缓解疼痛，但很难治愈溃疡，已不作为治疗 PU 的主要或单独药物。这类药物能促进前列腺素合成，增加黏膜血流量、刺激胃黏膜分泌 HCO_3^- 和黏液，目前碱性抗酸剂更多被视为黏膜保护剂。

4. PU 的治疗方案及疗程

为了达到溃疡愈合，抑酸药物的疗程通常为 4~6 周，一般推荐 DU 的质子泵抑制剂疗程 4 周，GU 疗程为 6~8 周。根除 Hp 所需的 1~2 周疗程可重叠在

4~8 周的抑酸药物疗程内，也可在抑酸疗程结束后进行。

5. 维持治疗

GU 愈合后，大多数病人可以停药。但对溃疡多次复发，在去除常见诱因的同时，要进一步查找是否存在其他病因，并给予维持治疗，即较长时间服用维持剂量的 H_2 受体拮抗剂或质子泵抑制剂。疗程因人而异，短者 3~6 个月，长者 1~2 年，或视具体病情延长用药时间。

(二) 病人教育

适当休息，减轻精神压力；改善进食规律、戒烟、戒酒及少饮浓茶、浓咖啡等。停服不必要的 NSAIDs 以及其他对胃有刺激或引起恶心、不适的药物，如确有必要服用 NSAIDs 和其他药物，建议餐后服用，或遵医嘱加用保护胃黏膜的药物。

(三) 内镜治疗及外科手术

1. 内镜治疗

根据溃疡出血病灶的内镜下特点选择治疗策略。PU 出血的内镜下治疗，包括溃疡表面喷洒蛋白胶、出血部位注射 1∶10000 肾上腺素、出血点钳夹和热凝固术等，有时采取 2 种以上内镜治疗方法联合应用。结合质子泵抑制剂持续静脉滴注对 PU 活动性出血的止血成功率达 95% 以上。

PU 合并幽门变形或狭窄引起梗阻，可首先选择内镜下治疗，常用方法是内镜下可变气囊扩张术，有的需要反复多次扩张，解除梗阻。

2. 外科治疗

随着质子泵抑制剂的广泛应用及内镜治疗技术的不断发展，大多数 PU 及其并发症的治疗已不需要外科手术治疗。但在下列情况时，要考虑手术治疗：①并发消化道大出血经药物、胃镜及血管介入治疗无效时；②急性穿孔、慢性穿透溃疡；③瘢痕性幽门梗阻，内镜治疗无效；④GU 疑有癌变。外科手术不只是单纯切除溃疡病灶，而是通过手术永久地减弱胃酸和胃蛋白酶分泌的能力。胃大部切除术和迷走神经切断术曾经是治疗 PU 最常用的两种手术方式，但目前已很少应用。

手术治疗并发症可有：术后胃出血、十二指肠残端破裂、胃肠吻合口破裂或瘘、术后梗阻、倾倒综合征、胆汁反流性胃炎、吻合口溃疡、缺铁性贫血等。

【预后】

有效的药物治疗可使消化性溃疡愈合率达到 95% 以上，青壮年病人 PU 死亡率接近于零，老年病人主要死于严重的并发症，尤其是大出血和急性穿孔，病死率<1%。

第五章　病毒性肝炎

病毒性肝炎是指由嗜肝病毒所引起的肝脏感染性疾病，病理学上以急性肝细胞坏死、变性和炎症反应为特点。临床表现差异很大，包括无症状和亚临床型（隐性感染）、自限性的急性无黄疸型和黄疸型肝炎，慢性肝炎以及少数发展为重症肝炎、肝衰竭。

【病因和发病机制】

病毒性肝炎的病因至少有以下 5 种。

（一）甲型肝炎病毒（HAV）

为 RNA 病毒，通过粪-口途径由不洁食物、饮水等传播，潜伏期 2~6 周，以儿童和青年多见。

（二）乙型肝炎病毒（HBV）

为分子量较小的 DNA 病毒，主要经血（如不安全注射等）、母婴及性接触等途径传播，潜伏期 1~6 个月，各组人群均可见，全球逾 2 亿人为慢性 HBV 感染者，目前我国感染携带率约 7%。HBV 是我国感染携带率最高的肝炎病毒；根据基因差异，HBV 可分为 8 个基因型（A~H 型），我国以 B 型和 C 型多见。

（三）丙型肝炎病毒（HCV）

为 RNA 病毒，主要经血液传播，性接触和母婴途径有较高的感染风险，潜伏期 1~6 个月，易变异，是慢性化最高的肝炎病毒。根据核苷酸序列同源程度，可将 HCV 分为 6 个（1~6）基因型，各型又由若干亚型（a、b、c）组成，如 la、lb、2a、2b、3a、3b 等，基因型分布具有明显地域性。我国以 lb 型和 2a 型为主。

（四）丁型肝炎病毒（HDV）

为 RNA 病毒，分子量较小、有缺陷，不能单独感染致病，必须在 HBV-DNA 病毒的辅助下才能复制增殖，即 HDV 的感染需同时或先有 HBV-DNA 病毒感染的基础，主要通过血源传播，潜伏期 1~6 个月，各组人群均可见。

（五）戊型肝炎病毒（HEV）

也为 RNA 病毒，主要经粪-口途径由不洁食物、饮水等传播，潜伏期 2~8 周，儿童和成人易感。

嗜肝病毒引起肝细胞的损伤，主要包括感染者的免疫应答因素和病毒因素。肝炎病毒进入肝脏后，激活机体的免疫反应，细胞毒性 T 淋巴细胞（CTL）可直接作用于肝细胞，也可分泌多种细胞因子如肿瘤坏死因子 α（TNF-α）、干扰素 γ（IFN-γ）等，引起肝细胞死亡。病毒感染后，肝组织局部的炎症细胞（中性粒细胞、巨噬细胞等）浸润可导致组织损害。HAV、HBV 所致的肝脏损伤主要是由免疫应答所致。其他嗜肝病毒除了免疫应答的因素外，病毒本身也对肝细胞造成损害。

HBV、HCV 感染慢性化的机制主要由于宿主的免疫应答减弱，免疫耐受形成，也与病毒分子变异和分泌相关分子，使其逃避机体的免疫反应有关。

【临床表现和分型】

（一）临床表现

甲型肝炎和戊型肝炎起病急，前期常有发热、畏寒、腹痛、恶心等症状，继而出现明显厌食、乏力、尿色加深如浓茶、皮肤巩膜黄染，黄疸出现 3~5 天后，上述症状逐渐缓解。孕妇和老人罹患戊型肝炎，易发展为重症肝炎、肝衰竭，表现为极度乏力、食欲缺乏，黄疸进行性加深（总胆红素常>171μmol/L），凝血酶原时间显著延长，并发肝性脑病、肾衰竭和消化道出血等。

　　HBV、HCV 感染人体后可造成急性肝炎、慢性肝炎和无症状携带者，少数可发生重症肝炎、肝衰竭。急性期的症状为乏力、厌食、尿色加深、肝区疼痛；慢性肝炎大多为非特异性症状，如乏力、腹胀、右上腹隐痛、学习或工作精力减退等。慢性肝炎如持续进展，可发展至肝硬化，出现肝脏储备功能下降和门静脉高压的相关症状。部分 HBV 或 HCV 携带者，虽有病毒感染的标志，但无明显临床症状和生化指标的异常，称为无症状携带者。

　　HDV 是与 HBV 重叠或协同感染的，可使病人的肝炎病情复发或加重。

　　（二）临床分型

　　1. 急性期

　　①急性黄疸型；②急性无黄疸型。

　　2. 重症肝炎

　　①急性肝衰竭，起病 2 周内发生肝衰竭；②亚急性肝衰竭，发病 15 天至 26 周内出现肝衰竭症状；③慢加急性肝衰竭，是在慢性肝病基础上出现的急性肝衰竭；④慢性肝衰竭，在肝硬化基础上逐渐发生肝衰竭。

　　3. 慢性期

　　主要见于部分 HBV 和 HCV 感染者，①慢性肝炎；②合并肝硬化。

【实验室和辅助检查】

（一）病原血清学检查

HAV、HEV 感染时，如 IgM 抗体（抗-HAVIgM 和抗-HEVIgM）阳性，提示现症感染（如初次阴性，可间隔 1~2 周复查），如 IgG 抗体阳性，则提示既往感染，或本次感染的恢复期。

HBV 感染相关的血清学标志物包括 HBsAg、抗-HBs、HBeAg、抗-HBe、抗-HBc 和抗-HBc-IgM。HBsAg 阳性表示 HBV 感染；抗-HBs 为保护性抗体，其阳性表示对 HBV 有免疫力，见于乙肝康复及接种乙肝疫苗者；抗-HBcIgM 阳性多见于急性乙肝及慢性乙肝急性发作；血清中很难检测到 HBcAg，但可检出抗-HBc，只要感染过 HBV，无论病毒是否被清除，此抗体多为阳性。

血清中抗-HCV 阳性者，提示已有 HCV 的感染；应进一步检测 HCV-RNA，以确定是否为现症感染。血清抗-HCV 滴度越高，HCV-RNA 检出的可能性越大。

HDV 感染后，血清可检测出 HDAg 或 HDV-RNA、抗-HD、抗-HDIgM。

HBV，HCV 和 HDV 感染时，可从血中检测到病毒分子（HBV-DNA、HCV-RNA 和 HDV-RNA）的复制滴度。

（二）肝功能生化指标

常见 ALT、AST 明显升高，也可见总胆红素、直接胆红素增高。胆汁淤积型病人可见总胆汁酸和碱性磷酸酶增高；重症肝炎、肝衰竭时，有凝血酶原时间延长、凝血酶原活动度下降和清蛋白浓度降低。

（三）影像学检查

超声、CT 或 MRI 在炎症期可见肝脏均匀性肿胀、脾脏轻度肿大；在肝纤维化、肝硬化阶段，常见肝脏表面不均匀，呈波浪状甚至结节状，脾脏中重度肿大，可见食管和（或）胃底静脉曲张，失代偿期肝硬化可见腹腔积液。

（四）病理学检查

各种病毒性肝炎的基本病理变化是相同的，其特点包括：①肝细胞变性、坏死；②炎症和渗出反应；③肝细胞再生；④慢性化时不同程度的肝纤维化。

轻症感染可见肝细胞气球样变性、点状坏死，或灶性坏死、融合性坏死，Kupffer 细胞增生，汇管区炎症细胞浸润，或伴有淤胆；病变严重时，可在汇管区和中央静脉及两者之间形成带状坏死，即桥接坏死。慢性肝炎时，可见肝小叶周围碎屑样坏死、淋巴细胞和单核细胞聚集、浸润，常见毛玻璃样肝细胞，胆管上皮细胞肿胀、排列不规则。不同程度的肝纤维化、肝硬化，则是慢性肝病的共同病理改变，如慢性乙型肝炎和慢性丙型肝炎。

【诊断与鉴别诊断】

诊断需根据流行病学、症状、体征、肝生化检查、病原学和血清学检查，结合病人的具体情况和动态变化进行综合分析，必要时可行肝活检组织检查。病毒性肝炎的诊断要求：①病因诊断；②临床类型诊断。

急性病毒性肝炎需要与药物性或中毒性肝损伤区别，主要根据流行病学史、服药或接触毒物史和血清学标志进行鉴别；慢性肝炎需要与自身免疫性肝病、Wilson 病、脂肪性肝病、药物或职业中毒性肝病以及肝癌进行鉴别。

【治疗】

病毒性肝炎病因不同，临床表现多样，变化较多，治疗要根据不同类型、不同病期区别对待。

（一）一般治疗

①休息：急性肝炎早期，应住院或留家隔离治疗休息；慢性肝炎应适当休

息，病情好转后应注意动静结合，恢复期逐渐增加活动，但仍需避免过劳。②饮食与营养：急性肝炎者食欲缺乏，应进易消化、富含维生素的清淡饮食；若食欲明显减退且有恶心呕吐者，可短期静脉滴注10%～20%的葡萄糖液、维生素和电解质等。肝炎病人禁止饮酒。

（二）保肝治疗

肝功能异常者，可适当选用还原型谷胱甘肽、甘草酸制剂、双环醇、维生素E等抗炎、减轻过氧化损伤等药物。伴有肝内胆汁淤积的病人，可选用熊去氧胆酸、腺苷蛋氨酸等。

（三）抗病毒治疗

甲型肝炎和戊型肝炎，不需要抗病毒治疗。HDV与HBV协同感染所致急性肝炎时，无须抗病毒处理；与HBV叠加感染造成慢性肝炎加重时，可试用干扰素（IFNα）。

HBV感染所致的急性乙肝，一般不需要抗病毒治疗，但出现以下情况之一可使用抗病毒治疗，以降低慢性化发生率：①HBV-DNA>2000U/mL（相当于10^4拷贝/mL）；②感染时间>4周，而HBV-DNA及HBsAg仍未阴转者；③若能行基因分型，C基因型及D基因型者需抗病毒治疗。

乙肝抗病毒药物主要有核苷类似物（如替诺福韦、恩替卡韦、替比夫定、拉米夫定等）和干扰素。对于初治乙肝病人，优先推荐选用恩替卡韦、替诺福韦或长效干扰素。

（四）人工肝或者肝移植

对各型重症肝炎病人，可以运用人工肝或者肝移植进行治疗。

第六章　肝硬化

肝硬化是各种慢性肝病进展至以肝脏慢性炎症、弥漫性纤维化、假小叶、再生结节和肝内外血管增殖为特征的病理阶段，代偿期无明显症状，失代偿期以门静脉高压和肝功能减退为临床特征，病人常因并发食管胃底静脉曲张出血、肝性脑病、感染、肝肾综合征、门静脉血栓等多器官功能慢性衰竭而死亡。

【病因】

导致肝硬化的病因有 10 余种，我国目前仍以乙型肝炎病毒（HBV）为主；在欧美国家，酒精及丙型肝炎病毒（HCV）为多见病因。

肝炎病毒、脂肪性肝病、免疫疾病及药物或化学毒物是肝硬化常见病因，其他病因具体如下。

（一）胆汁淤积

任何原因引起肝内、外胆道梗阻，持续胆汁淤积，皆可发展为胆汁性肝硬化。根据胆汁淤积的原因，可分为原发性和继发性胆汁性肝硬化。

（二）循环障碍

肝静脉和（或）下腔静脉阻塞、慢性心功能不全及缩窄性心包炎（心源性）可致肝脏长期淤血、肝细胞变性及纤维化，终致肝硬化。

（三）寄生虫感染

血吸虫感染在我国南方依然存在，成熟虫卵被肝内巨噬细胞吞噬后演变为成纤维细胞，形成纤维性结节。由于虫卵在肝内主要沉积在门静脉分支附近，纤维化常使门静脉灌注障碍，所导致的肝硬化常以门静脉高压为突出特征。华支睾吸虫寄生于人肝内外胆管中，所引起的胆道梗阻及炎症可逐渐进展为肝硬化。

（四）遗传和代谢性疾病

由于遗传或先天性酶缺陷，某些代谢产物沉积于肝脏，引起肝细胞坏死和结缔组织增生。主要有如下 3 种。

1. 铜代谢紊乱

也称肝豆状核变性、Wilson 病，是一种常染色体隐性遗传的铜代谢障碍疾病，其致病基因定位于 13q14，该基因编码产物为转运铜离子的 P 型-ATP 酶。由于该酶的功能障碍，致使铜在体内沉积，损害肝、脑等器官而致病。

2. 血色病

因第 6 对染色体上基因异常，导致小肠黏膜对食物内铁吸收增加，过多的铁沉积在肝脏，引起纤维组织增生及脏器功能障碍。

3. α_1-抗胰蛋白酶缺乏症

α_1-抗胰蛋白是肝脏合成的一种低分子糖蛋白，由于遗传缺陷，正常 A-AT 显著减少，异常的 α_1-AT 分子量小而溶解度低，以致不能排至血中，并大量积聚肝细胞内，使肝组织受损，引起肝硬化。

其他如半乳糖血症、血友病、酪氨酸代谢紊乱症、遗传性出血性毛细血管扩张症等亦可导致肝硬化。

（五）原因不明

难以用目前认识的疾病知识解释部分病人肝硬化的发生，称隐源性肝硬化。在尚未充分甄别上述各种病因前，原因不明肝硬化的结论应谨慎，以免影响肝硬化的对因治疗。

【发病机制及病理】

在各种致病因素作用下，肝脏经历慢性炎症、脂肪样变性、肝细胞减少、弥漫性纤维化及肝内外血管增殖，逐渐发展为肝硬化。

肝细胞可以下列 3 种方式消亡：①变性、坏死；②变性、凋亡；③逐渐丧失其上皮特征，转化为间质细胞，即上皮-间质转化。正常成年人肝细胞平均生命周期为 200~300 天，缓慢更新，但肝叶部分切除后，肝脏呈现强大的再生能力。在慢性炎症和药物损伤等条件下，成年人受损肝细胞难以再生。

炎症等致病因素激活肝星形细胞，使其增殖和移行，胶原合成增加、降解减少，沉积于 Disse 间隙，间隙增宽。汇管区和肝包膜的纤维束向肝小叶中央静脉延伸扩展，这些纤维间隔，包绕再生结节或将残留肝小叶重新分割，改建为假小叶，形成典型的肝硬化组织病理特点。

肝纤维化发展的同时，伴有显著的肝内外血管异常增殖。肝内血管增殖使肝窦内皮细胞窗孔变小，数量减少，肝窦内皮细胞间的缝隙消失，基底膜形成，称为肝窦毛细血管化，致使：①肝窦狭窄、血流受阻，肝窦内物质穿过肝窦壁到肝细胞的转运受阻，肝细胞缺氧、养料供给障碍，肝细胞表面绒毛消失，肝细胞功能减退、变性、转化为间质细胞、凋亡增加甚或死亡；②肝内血管阻力增加，门静脉压力升高，在血管内皮生长因子（VEGF）及血小板衍化生长因子 B（PDGF-B）的正反馈作用下，进一步促进肝内外血管增殖，门静脉高压持续进展。肝内门静脉、肝静脉和肝动脉 3 个血管之间失去正常关系，出现交通吻合支等。肝外血管增殖，门静脉属支血容量增加，加重门静脉高压，导致食管胃底静脉曲张、脾大、门静脉高压性胃肠病等并发症。

【临床表现】

肝硬化通常起病隐匿，病程发展缓慢，临床上将肝硬化大致分为肝功能代偿期和失代偿期。

（一）代偿期

大部分病人无症状或症状较轻，可有腹部不适、乏力、食欲减退、消化不良和腹泻等症状，多呈间歇性，常有劳累、精神紧张或伴随其他疾病而出现，休息及助消化的药物可缓解。病人营养状态尚可，肝脏是否肿大取决于肝硬化的类型，脾脏因门静脉高压常有轻、中度肿大。肝功能试验检查正常或轻度异常。

（二）失代偿期

症状较明显，主要有肝功能减退和门静脉高压两类临床表现。

1. 肝功能减退

（1）消化吸收不良：食欲减退、恶心、厌食，腹胀，餐后加重，荤食后易腹泻，多与门静脉高压时胃肠道淤血水肿、消化吸收障碍和肠道菌群失调等有关。

（2）营养不良：一般情况较差，消瘦、乏力，精神不振，甚至因衰弱而卧床不起，病人皮肤干枯或水肿。

（3）黄疸：皮肤、巩膜黄染、尿色深，肝细胞进行性或广泛坏死及肝衰竭时，黄疸持续加重，多系肝细胞性黄疸。

（4）出血和贫血：常有鼻腔、牙龈出血及皮肤黏膜瘀点、瘀斑和消化道出血等，与肝合成凝血因子减少、脾功能亢进和毛细血管脆性增加有关。

（5）内分泌失调：肝脏是多种激素转化、降解的重要器官，但激素并不是简单被动地在肝内被代谢降解，其本身或代谢产物均参与肝脏疾病的发生、发展过程。

①性激素代谢：常见雌激素增多，雄激素减少。雌激素增多与肝脏对其灭活减少有关，雄激素减少与升高的雌激素抑制垂体促性腺激素释放，从而引起睾丸

间质细胞分泌的雄激素减少有关。男性病人常有性欲减退、睾丸萎缩、毛发脱落及乳房发育等症状；女性有月经失调、闭经、不孕等症状。此外，蜘蛛痣及肝掌的出现也与雌激素增多有关。

②肾上腺皮质功能：肝硬化时，合成肾上腺皮质激素重要原料的胆固醇脂减少，肾上腺皮质激素合成不足；促皮质素释放因子受抑，肾上腺皮质功能减退，促黑色生成激素增加。病人面部和其他暴露部位的皮肤色素沉着、面色黑黄，晦暗无光，称肝病面容。

③抗利尿激素：促进腹腔积液形成。

④甲状腺激素：肝硬化病人血清总 T_3、游离 T_3 降低，游离 T_4 正常或偏高，严重者 T_4 也降低，这些改变与肝病严重程度之间具有相关性。

（6）不规则低热：肝脏对致热因子等灭活降低，还可因继发性感染所致。

（7）低清蛋白血症：病人常有下肢水肿及腹腔积液。

2. 门静脉高压

多属肝内型，常导致食管胃底静脉曲张出血、腹腔积液、脾大，脾功能亢进、肝肾综合征、肝肺综合征等，是继病因之后推动肝功能减退的重要病理生理环节，是肝硬化的主要死因之一。

（1）门腔侧支循环形成：持续门静脉高压，促进肝内外血管增殖。肝内分流是纤维隔中的门静脉与肝静脉之间形成的交通支，使门静脉血流绕过肝小叶，通过交通支进入肝静脉。肝外分流形成的常见侧支循环具体如下。

①食管胃底静脉曲张（EGV）：门静脉系统的胃冠状静脉在食管下段和胃底处，与腔静脉系统的食管静脉、奇静脉相吻合，形成食管胃底静脉曲张。EGV破裂出血是肝硬化门静脉高压最常见的并发症，因曲张静脉管壁薄弱、缺乏弹性收缩，难以止血，死亡率高。

②腹壁静脉曲张：出生后闭合的脐静脉与脐旁静脉在门静脉高压时重新开放

及增殖,分别进入上、下腔静脉;脐周腹壁浅静脉血流方向多呈放射状流向脐上及脐下。

③痔静脉曲张:直肠上静脉经肠系膜下静脉汇入门静脉,其在直肠下段与腔静脉系统髂内静脉的直肠中、下静脉相吻合,形成痔静脉曲张。部分病人因痔疮出血而发现肝硬化。

④腹膜后吻合支曲张:腹膜后门静脉与下腔静脉之间有许多细小分支,称之Retzius静脉。门静脉高压时,Retzius静脉增多和曲张,以缓解门静脉高压。

⑤脾肾分流:门静脉的属支脾静脉、胃静脉等可与左肾静脉沟通,形成脾肾分流。

上述侧支循环除了导致食管胃底静脉曲张出血等致命性事件,大量异常分流还使肝细胞对各种物质的摄取、代谢及Kupffer细胞的吞噬、降解作用不能发挥,从肠道进入门静脉血流的毒素等直接进入体循环,引发一系列病理生理改变,如肝性脑病、肝肾综合征、自发性腹膜炎及药物半衰期延长等。此外,这些异常分流导致的门静脉血流缓慢,也是门静脉血栓形成的原因之一。

(2)脾功能亢进及脾大:脾大是肝硬化门静脉高压较早出现的体征。脾静脉回流阻力增加及门静脉压力逆传到脾,使脾脏被动淤血性肿大,脾组织和脾内纤维组织增生。此外,肠道抗原物质经门体侧支循环进入体循环,被脾脏摄取,抗原刺激脾脏单核-巨噬细胞增生,脾功能亢进,外周血呈不同程度的血小板及白细胞减少,增生性贫血,易并发感染及出血。血吸虫性肝硬化脾大常较突出。

(3)腹腔积液:系肝功能减退和门静脉高压的共同结果,是肝硬化失代偿期最突出的临床表现之一。病人常诉腹胀,大量腹腔积液使腹部膨隆、状如蛙腹,甚至导致脐疝;横膈因此上移,运动受限,致呼吸困难和心悸。腹腔积液形成的机制涉及以下内容。①门静脉高压:腹腔内脏血管床静水压增高,组织液回吸收减少而漏入腹腔,是腹腔积液形成的决定性因素。②低清蛋白血症:清蛋白低于 30g/L 时，血浆胶体渗透压降低，毛细血管内液体漏入腹腔或组织间隙。③有效循环血容量不足，肾血流减少，肾素-血管紧张素系统激活，肾小球滤过率降低，排钠和排尿量减少。④肝脏对醛固酮和抗利尿激素灭能作用减弱，导致继发性醛固酮增多和抗利尿激素增多，前者作用于远端肾小管，使钠重吸收增加，后者作用于集合管，水的吸收增加，水钠潴留，尿量减少。⑤肝淋巴量超过了淋巴循环引流的能力，肝窦内压升高，肝淋巴液生成增多，自肝包膜表面漏入腹腔，参与腹腔积液形成。

【并发症】

（一）消化道出血

1. 食管胃底静脉曲张出血

门静脉高压是导致食管胃底静脉曲张出血的主要原因，临床表现为突发大量呕血或柏油样便，严重者致出血性休克。

2. 消化性溃疡

门静脉高压使胃黏膜静脉回流缓慢，屏障功能受损，易发生胃十二指肠溃疡甚至出血。

3. 门静脉高压性胃肠病

门静脉属支血管增殖，毛细血管扩张，管壁缺陷，广泛渗血。门静脉高压性胃病，多为反复或持续少量呕血及黑便；门静脉高压性肠病，常呈反复黑便或便血。

（二）胆石症

患病率约 30%，胆囊及肝外胆管结石较常见。

（三）感染

肝硬化病人容易发生感染，与下列因素有关：①门静脉高压使肠黏膜屏障功能降低，通透性增加，肠腔内细菌经过淋巴或门静脉进入血液循环；②肝脏是机体的重要免疫器官，肝硬化使机体的细胞免疫严重受损；③脾功能亢进或全脾切除后，免疫功能降低；④肝硬化常伴有糖代谢异常，糖尿病使机体抵抗力降低。感染部位因病人基础疾病状况而异，常见如下。

1. 自发性细菌性腹膜炎

非腹内脏器感染引发的急性细菌性腹膜炎。由于腹腔积液是细菌的良好培养基，肝硬化病人出现腹腔积液后容易导致该病，致病菌多为革兰阴性杆菌。

2. 胆道感染

胆囊及肝外胆管结石所致的胆道梗阻或不全梗阻常伴发感染，病人常有腹痛及发热；当有胆总管梗阻时，出现梗阻性黄疸，当感染进一步损伤肝功能时，可出现肝细胞性黄疸。

3. 肺部、肠道及尿路感染

致病菌以革兰阴性杆菌常见，同时由于大量使用广谱抗菌药物及其免疫功能减退，厌氧菌及真菌感染日益增多。

（四）肝性脑病

肝性脑病指在肝硬化基础上因肝功能不全和（或）门-体分流引起的、以代谢紊乱为基础、中枢神经系统功能失调的综合征。约50%的肝硬化病人有脑水肿，病程长者大脑皮质变薄，神经元及神经纤维减少。肝性脑病的发病机制涉及以下4个方面。

1. 氨中毒

氨中毒是肝性脑病特别是门体分流性肝性脑病的重要发病机制。消化道是氨产生的主要部位，以非离子型氨（NH_3）和离子型氨（NH_4^+）两种形式存在，当结肠内 pH>6 时，NH_4^+ 转为 NH_3，极易经肠黏膜弥散入血；pH<6 时，NH_3 从血液转至肠腔，随粪排泄。肝衰竭时，肝脏对门静脉输入 NH_3 的代谢能力明显减退，体循环血 NH_3 水平升高；当有门体分流存在时，肠道的 NH_3 不经肝脏代谢而直接进入体循环，血 NH_3 增高。体循环 NH_3 能透过血脑屏障，通过多方面干扰脑功能：①干扰脑细胞三羧酸循环，脑细胞能量供应不足；②增加脑对酪氨酸、苯丙氨酸、色氨酸等的摄取，它们对脑功能具有抑制作用；③脑内 NH_3 升高，增加谷氨酰胺合成，神经元细胞肿胀，导致脑水肿；④NH_3 直接干扰脑神经电活动；⑤弥散入大脑的 NH_3 可上调脑星形胶质细胞苯二氮䓬类受体表达，促使氯离子内流，神经传导被抑制。

2. 假性神经递质

肝对肠源性酪胺和苯乙胺清除发生障碍，此两种胺进入脑组织，分别形成 β-羟酪胺和苯乙醇胺，由于其化学结构与正常神经递质去甲肾上腺素相似，但不能传递神经冲动或作用很弱，被称为假性神经递质。假性神经递质使脑细胞神经传导发生障碍。

3. 色氨酸

血液循环中色氨酸与清蛋白结合不易通过血脑屏障，肝病时清蛋白合成降低，血中游离色氨酸增多，通过血脑屏障后在大脑中代谢为抑制性神经递质 5-羟色胺（5-HT）及 5-羟吲哚乙酸，导致肝性脑病，尤其与早期睡眠方式及日夜节律改变有关。

4. 锰离子

由肝脏分泌入胆道的锰具有神经毒性，正常时经肠道排出。患肝病时，锰不能经胆道排出，经血液循环进入脑部，导致肝性脑病。

常见诱因有消化道出血、大量排钾利尿、放腹腔积液、高蛋白饮食、催眠镇静药、麻醉药、便秘、尿毒症、外科手术及感染等。

肝性脑病与其他代谢性脑病相比，并无特征性，临床表现为高级神经中枢的功能紊乱、运动和反射异常。

（五）门静脉血栓或海绵样变

因门静脉血流淤滞，门静脉主干、肠系膜上静脉、肠系膜下静脉或脾静脉血栓形成。肝脏供血减少，加速肝衰竭；原本肝内型门静脉高压延伸为肝前性门静脉高压，当血栓扩展到肠系膜上静脉，肠管显著淤血，小肠功能逐渐衰退。该并发症较常见，尤其是脾切除术后，门静脉、脾静脉栓塞率可高达25%。门静脉血栓的临床表现变化较大，当血栓缓慢形成，局限于门静脉左右支或肝外门静脉，侧支循环丰富，多无明显症状，常被忽视，往往首先由影像学检查发现。门静脉血栓严重阻断入肝血流时，导致食管胃底静脉曲张出血、中重度腹胀痛、顽固性腹腔积液、肠坏死及肝性脑病等，腹穿可抽出血性腹腔积液。

门静脉海绵样变是指肝门部或肝内门静脉分支部分或完全慢性阻塞后，门静脉主干狭窄、萎缩甚至消失，在门静脉周围形成细小迂曲的网状血管，其形成与脾切除、门静脉炎、门静脉血栓形成、红细胞增多、肿瘤侵犯等有关。

（六）电解质和酸碱平衡紊乱

长期钠摄入不足及利尿、大量放腹腔积液、腹泻和继发性醛固酮增多均是导致电解质紊乱的常见原因。低钾低氯血症与代谢性碱中毒容易诱发肝性脑病，持续重度低钠血症（<125mmol/L）易引起肝肾综合征，预后差。

（七）肝肾综合征

肝肾综合征病人肾脏无实质性病变，由于严重门静脉高压，内脏高动力循环使体循环血流量明显减少；多种扩血管物质如前列腺素、一氧化氮、胰高血糖素、心房利钠肽、内毒素和降钙素基因相关肽等不能被肝脏灭活，引起体循环血管床扩张；大量腹腔积液引起腹腔内压明显升高，均可减少肾脏血流尤其是肾皮质灌注不足，出现肾衰竭。临床主要表现为少尿、无尿及氮质血症。80%的急进型病人约于 2 周内死亡。缓进型临床较多见，常呈难治性腹腔积液，肾衰竭病程缓慢，可在数个月内保持稳定状态，常在各种诱因作用下转为急进型而死亡。

（八）肝肺综合征

肝肺综合征是在肝硬化基础上，排除原发心肺疾病后，出现呼吸困难及缺氧体征如发绀和杵状指（趾），这与肺内血管扩张和动脉血氧合功能障碍有关，预后较差。

【诊断】

诊断内容包括确定有无肝硬化、寻找肝硬化原因、肝功能评估及并发症诊断。

（一）确定有无肝硬化

临床诊断肝硬化通常依据肝功能减退和门静脉高压同时存在的两大证据群，影像学所见肝硬化的征象有助于诊断。当肝功能减退和门静脉高压证据不充分、肝硬化的影像学征象不明确时，肝活检若查见假小叶形成，可建立诊断。

1. 肝功能减退

肝功能减退包括前述临床表现及反映肝细胞受损、胆红素代谢障碍、肝脏合成功能降低等方面的实验室检查。

2. 门静脉高压

门腔侧支循环形成、脾大及腹腔积液是确定门静脉高压的要点。

（1）门腔侧支循环形成：体检发现腹壁静脉曲张及胃镜观察到食管胃底静

脉曲张均部分反映门腔侧支循环形成。门静脉高压时，腹部超声可探及门静脉主干内径>13mm，脾静脉内径>8mm，还可检测门静脉的血流速度及方向。腹部增强 CT 及门静脉成像可清晰、灵敏、准确、全面显示多种门静脉属支形态改变、门静脉血栓、海绵样变及动静脉瘘等征象，有利于对门静脉高压状况进行较全面的评估。

（2）脾大及腹腔积液：脾大、少量腹腔积液、肝脏形态变化均可采用超声、CT 及 MRI 证实，显然较体检更敏感而准确。血小板计数降低是较早出现的门静脉高压的信号，随着脾大、脾功能亢进的加重，红细胞及白细胞计数也降低。

没有感染的肝硬化腹腔积液，通常为漏出液；合并自发性腹膜炎，腹腔积液可呈典型渗出液或介于渗、漏出液之间。

（二）寻找肝硬化原因

诊断肝硬化时，应尽可能搜寻其病因，以利于对因治疗。

（三）并发症诊断

1. 食管胃底静脉曲张出血及门静脉高压性胃肠病

消化内镜、腹部增强 CT 及门静脉成像是重要的检查方法。

2. 胆石症

可采用腹部超声及磁共振胰胆管造影术（MRCP）。

3. 自发性细菌性腹膜炎

起病缓慢者多有低热、腹胀或腹腔积液持续不减；病情进展快者，腹痛明显、腹腔积液增长迅速，严重者诱发肝性脑病、出现中毒性休克等。体检发现轻重不等的全腹压痛和腹膜刺激征。腹腔积液外观浑浊，生化及镜检提示为渗出性，腹腔积液可培养出致病菌。

4. 肝性脑病

肝性脑病的主要诊断依据为：①有严重肝病和（或）广泛门体侧支循环形成的基础及肝性脑病的诱因；②出现前述临床表现；③肝功能生化指标明显异常和（或）血氨增高；④头部 CT 或 MRI 排除脑血管意外及颅内肿瘤等疾病。少部分肝性脑病病人的肝病病史不明确，以精神症状为突出表现，易被误诊。故对有精神症状病人，应将了解其肝病史及肝功能检测等作为排除肝性脑病的常规操作。

5. 门静脉血栓或海绵样变

临床疑诊时，可通过腹部增强 CT 及门静脉成像证实。

6. 肝肾综合征

肝肾综合征的诊断需符合下列条件：①肝硬化合并腹腔积液；②急进型（Ⅰ型）血清肌酐浓度在 2 周内升至 2 倍基线值，或>226μmol/L（25mg/L），缓进型（Ⅱ型）血清肌酐>133μmol/L（15mg/L）；③停利尿剂>2 天、并经清蛋白扩容 [1g/（kg·d），最大量 100g/d] 后，血清肌酐值没有改善（>133μmol/L）；④排除休克；⑤近期没有应用肾毒性药物或扩血管药物治疗；⑥排除肾实质性疾病，如尿蛋白>500mg/d，显微镜下红细胞>50 个或超声探及肾实质性病变。

7. 肝肺综合征

肝硬化病人有杵状指、发绀及严重低氧血症（PaO_2<70mmHg），^{99m}Tc-MAA 扫描及造影剂增强的二维超声心动图可显示肺内毛细血管扩张。

【鉴别诊断】

（一）引起腹腔积液和腹部膨隆的疾病

需与结核性腹膜炎、腹腔内肿瘤、肾病综合征、缩窄性心包炎和巨大卵巢囊肿等鉴别。

（二）肝大及肝脏结节性病变

应除外慢性肝炎、血液病、原发性肝癌和血吸虫病等。

（三）肝硬化并发症

①上消化道出血应与消化性溃疡、糜烂出血性胃炎、胃癌等鉴别；②肝性脑病应与低血糖、糖尿病酮症酸中毒、尿毒症、脑血管意外、脑部感染和镇静药过量等鉴别；③肝肾综合征应与慢性肾小球肾炎、急性肾小管坏死等鉴别；④肝肺综合征注意与肺部感染、哮喘等鉴别。

【治疗】

对于代偿期病人，治疗旨在延缓肝功能失代偿、预防肝细胞肝癌，争取逆转病变；对于失代偿期病人，则以改善肝功能、治疗并发症、延缓或减少对肝移植需求为目标。

（一）保护或改善肝功能

1. 去除或减轻病因

抗肝炎病毒治疗及针对其他病因治疗。

2. 慎用损伤肝脏的药物

避免不必要、疗效不明确的药物，减轻肝脏代谢负担。

3. 维护肠内营养

肝硬化时若碳水化合物供能不足，机体将消耗蛋白质供能，加重肝脏代谢负担。肠内营养是机体获得能量的最好方式，对于肝功能的维护、防止肠源性感染十分重要。只要肠道尚可用，应鼓励肠内营养，减少肠外营养。肝硬化常伴有消化不良，应进食易消化的食物，以碳水化合物为主，蛋白质摄入量以病人可耐受量为宜，辅以多种维生素，可给予胰酶助消化。对食欲减退、食物不耐受者，可予预消化的、蛋白质已水解为小肽段的肠内营养剂。肝衰竭或有肝性脑病先兆时，应减少蛋白质的摄入。

4. 保护肝细胞

胆汁淤积时，微创手术解除胆道梗阻，可避免对肝功能的进一步损伤；由于胆汁中鹅去氧胆酸的双亲性，当与细胞膜持续接触，可溶解细胞膜。可口服熊去氧胆酸降低肝内鹅去氧胆酸的比例，减少其对肝细胞膜的破坏；也可使用腺苷蛋氨酸等。其他保护肝细胞的药物如多烯磷脂酰胆碱、水飞蓟宾、还原型谷胱甘肽及甘草酸二铵等，虽有一定药理学基础，但普遍缺乏循证医学证据，一般同时选用时，以不超过两个为宜。

（二）门静脉高压症状及其并发症治疗

1. 腹腔积液

（1）限制钠、水摄入：氯化钠摄入宜<2.0g/d，入水量<1000mL/d，如有低钠血症，则应限制在500mL以内。

（2）利尿：常联合使用保钾及排钾利尿剂，即螺内酯联合呋塞米，剂量比例约为100mg：40mg。一般开始用螺内酯60mg/d+呋塞米20mg/d，逐渐增加至螺内酯100mg/d+呋塞米40mg/d。利尿效果不满意时，应酌情配合静脉输注清蛋白。利尿速度不宜过快，以免诱发肝性脑病、肝肾综合征等。当在限钠饮食和大剂量利尿剂时，腹腔积液仍不能缓解，治疗性腹腔穿刺术后迅速再发，即为顽固性腹腔积液。

（3）经颈静脉肝内门腔分流术：是在肝内门静脉属支与肝静脉间置入特殊覆膜的金属支架，建立肝内门体分流，降低门静脉压力，减少或消除由于门静脉高压所致的腹腔积液和食管胃底静脉曲张出血。与其他治疗门静脉高压的方法比较，经颈静脉肝内门腔分流术可有效缓解门静脉高压，增加肾脏血液灌注，显著减少甚至消除腹腔积液。如果能对因治疗，使肝功能稳定或有所改善，可较长期维持疗效，多数经颈静脉肝内门腔分流术后的病人可不需限盐、限水及长期使用利尿剂，减少对肝移植的需求。

（4）排放腹腔积液加输注清蛋白：用于不具备经颈静脉肝内门腔分流术技术、对经颈静脉肝内门腔分流术禁忌及失去经颈静脉肝内门腔分流术机会时顽固性腹腔积液的姑息治疗，一般每放腹腔积液 1000mL，输注清蛋白 8g。该方法缓解症状时间短，易于诱发肝肾综合征、肝性脑病等并发症。

（5）自发性细菌性腹膜炎：选用肝毒性小、主要针对革兰阴性杆菌并兼顾革兰阳性球菌的抗生素，如头孢哌酮或喹诺酮类等，疗效不满意时，根据治疗反应和药敏结果进行调整。由于自发性腹膜炎容易复发，用药时间不得少于 2 周。自发性腹膜炎多系肠源性感染，除抗生素治疗外，应注意保持大便通畅、维护肠道菌群。腹腔积液是细菌繁殖的良好培养基，控制腹腔积液也是治疗该并发症的一个重要环节。

2. 食管胃底静脉曲张出血的治疗及预防

（1）一般急救措施和积极补充血容量：血容量不宜补足，达到基本满足组织灌注、循环稳定即可。急诊外科手术并发症多，死亡率高，目前多不采用。

（2）止血措施。

①药物：尽早给予收缩内脏血管药物如生长抑素、奥曲肽、特利加压素或垂体加压素，减少门静脉血流量，降低门静脉压，从而止血。生长抑素及奥曲肽因对全身血流动力学影响较小，不良反应少，是治疗食管胃底静脉曲张出血最常用的药物。生长抑素用法为首剂 250μg 静脉缓注，继以 25μg/h 持续静脉泵入。本品半衰期极短，滴注过程中不能中断，若中断超过 5 分钟，应重新注射首剂。生

长抑素类似物奥曲肽，半衰期较长，首剂 100μg 静脉缓注，继以 25～50μg/h 持续静脉滴注。特利加压素起始剂量为 2mg/4h，出血停止后可改为每次 1mg，每日 2 次，维持 5 天。垂体加压素剂量为 0.2U/min 静脉持续滴注，可逐渐增加剂量至 0.4U/min。该药可致腹痛、血压升高、心律失常、心绞痛等副作用，严重者甚至可发生心肌梗死，故对老年病人应同时使用硝酸甘油，以减少该药的不良反应。对于中晚期肝硬化，可予以第三代头孢类抗生素，既有利于止血，也减少止血后的各种可能感染。

②内镜治疗：当出血量为中等以下，应紧急采用内镜结扎治疗，这是一种局部断流术，即经内镜用橡皮圈结扎曲张的食管静脉，局部缺血坏死、肉芽组织增生后形成瘢痕，封闭曲张静脉。不能降低门静脉高压，适用于单纯食管静脉曲张不伴胃底静脉曲张者。

③经颈静脉肝内门腔分流术：对急性大出血的止血率达到 95%，新近的国际共识意见认为，对于大出血和估计内镜治疗成功率低的病人应在 72 小时内行经颈静脉肝内门腔分流术。

④气囊压迫止血：在药物治疗无效、且不具备内镜和经颈静脉肝内门腔分流术操作的大出血时暂时使用，为后续有效的止血措施起"桥梁"作用。三腔二囊管经鼻腔插入，注气入胃囊（囊内压 50～70mmHg），向外加压牵引，用于压迫胃底；若未能止血，再注气入食管囊（囊内压为 35～45mmHg），压迫食管曲张静脉。为防止黏膜糜烂，一般持续压迫时间不应超过 24 小时，放气、解除压迫一段时间后，必要时可重复应用。气囊压迫短暂止血效果肯定，但病人痛苦大、并发症较多，不宜长期使用，停用后早期再出血率高。

⑤一级预防：主要针对已有食管胃底静脉曲张，但尚未出血者，包括以下措施。a. 对因治疗。b. 非选择性 β 受体阻滞剂通过收缩内脏血管，减少内脏高动力循环。常用普萘洛尔或卡地洛尔，治疗剂量应使心率不低于 55 次/分，当病人

有乏力、气短等不良反应时，应停药。对于顽固性腹腔积液病人，该类药不宜应用。c. 内镜结扎治疗可用于中度食管静脉曲张。

（3）二级预防：针对已发生过食管胃底静脉曲张出血的病人，预防其再出血。首次出血后的再出血率可达60%，死亡率33%。因此应重视食管胃底静脉曲张出血的二级预防。

①病人在急性出血期间已行经颈静脉肝内门腔分流术，止血后可不给予预防静脉曲张出血的药物，但每3~6个月应采用多普勒超声了解分流道是否通畅。

②病人在急性出血期间未行经颈静脉肝内门腔分流术，预防再出血的方法有：a. 以经颈静脉肝内门腔分流术为代表的部分门体分流术；b. 包括内镜结扎治疗、经内镜或血管介入途径向食管胃底静脉注射液态栓塞胶或其他栓塞材料的断流术；c. 以部分脾动脉栓塞为代表的限流术；d. 与一级预防相同的药物。如何应用这些方法，理论上应根据门静脉高压的病理生理提出治疗策略，具体治疗措施应在腹部增强CT门静脉成像术的基础上，了解病人门腔侧支循环开放状态、食管胃底静脉曲张程度、有无门静脉血栓、门静脉海绵样变或动静脉瘘等征象，视其肝功能分级、有无禁忌证及病人的意愿选择某项治疗方法。

（三）肝性脑病

去除引发肝性脑病的诱因、维护肝脏功能、促进氨代谢清除及调节神经递质。

1. 及早识别及去除肝性脑病发作的诱因

（1）纠正电解质和酸碱平衡紊乱：低钾性碱中毒是肝硬化病人在进食量减少、利尿过度及大量排放腹腔积液后，常出现的内环境紊乱。因此，应重视病人的营养支持，利尿药的剂量不宜过大。

（2）预防和控制感染。

（3）改善肠内微生态，减少肠内氮源性毒物的生成与吸收。

①止血和清除肠道积血：上消化道出血是肝性脑病的重要诱因之一。止血后清除肠道积血可用乳果糖口服导泻以及生理盐水或弱酸液（如稀醋酸溶液）清洁灌肠。

②防治便秘：可给予乳果糖，以保证每日排软便 1~2 次。乳果糖是一种合成的双糖，口服后在小肠不被分解，到达结肠后可被乳酸杆菌、粪肠球菌等细菌分解为乳酸、乙酸而降低肠道的 pH。肠道酸化后对产尿素酶的细菌生长不利，但有利于不产尿素酶的乳酸杆菌生长，使肠道细菌产氨减少。此外，酸性的肠道环境可减少氨的吸收，并促进血液中的氨渗入肠道排出体外。乳果糖可用于各期肝性脑病及轻微肝性脑病的治疗，亦可用乳果糖稀释至 33.3% 保留灌肠。

③口服抗生素：可抑制肠道产尿素酶的细菌，减少氨的生成。常用的抗生素有利福昔明、甲硝唑、新霉素等。利福昔明具有广谱、强效的抑制肠道细菌生长作用，口服不吸收，只在胃肠道局部起作用，剂量为 0.8~1.2g/d，分 2~3 次口服。

（4）慎用镇静药及损伤肝功能的药物：镇静、催眠、镇痛药及麻醉剂可诱发肝性脑病，在肝硬化特别是有严重肝功能减退时应尽量避免使用。当病人出现烦躁、抽搐时禁用阿片类、巴比妥类镇静剂，可试用异丙嗪、氯苯那敏（扑尔敏）等抗组胺药。

2. 营养支持治疗

尽可能保证热能供应，避免低血糖；补充各种维生素；酌情输注血浆或清蛋白。急性起病数日内禁食蛋白质（1~2 期肝性脑病可限制在 20g/d 以内），神志清楚后，从蛋白质 20g/d 开始逐渐增加至 1g/（kg·d）。门体分流对蛋白不能耐受者应避免大量蛋白质饮食，但仍应保持小量蛋白的持续补充。

3. 促进体内氨的代谢

常用 L-鸟氨酸-L-天冬氨酸促进体内氨的代谢，鸟氨酸能增加氨基甲酰磷酸合成酶和鸟氨酸氨基甲酰转移酶的活性，其本身也可通过鸟氨酸循环合成尿素而降低血氨；天冬氨酸可促进谷氨酰胺合成酶活性，促进脑、肾利用和消耗氨以合成谷氨酸和谷氨酰胺而降低血氨，减轻脑水肿。谷氨酸钠或钾、精氨酸等在药物理论上有降血氨的作用，临床应用广泛，但尚无证据肯定其疗效。

4. 调节神经递质

（1）氟马西尼：拮抗内源性苯二氮䓬所致的神经抑制，对部分 3~4 期病人具有促醒作用。静脉注射氟马西尼 0.5~1mg，可在数分钟内起效，但维持时间短，通常在 4 小时之内。

（2）减少或拮抗假性神经递质：支链氨基酸制剂是一种以亮氨酸、异亮氨酸、缬氨酸等为主的复合氨基酸。其机制为竞争性抑制芳香族氨基酸进入大脑，减少假性神经递质的形成。其疗效尚有争议，但对于不能耐受蛋白质的营养不良者，补充支链氨基酸有助于改善其氮平衡。

5. 阻断门-体分流

经颈静脉肝内门腔分流术术后引起的肝性脑病多是暂时的，随着术后肝功能改善、尿量增加及肠道淤血减轻，肝性脑病多呈自限性，很少需要行减小分流道直径的介入术。对于肝硬化门静脉高压所致严重的侧支循环开放，可通过经颈静脉肝内门腔分流术术联合曲张静脉的介入断流术，阻断异常的门-体分流。

（四）其他并发症治疗

1. 胆石症

应以内科保守治疗为主，由于肝硬化并发胆石症的手术死亡率约为 10%，尤其是肝功能 Child-PughC 级者，应尽量避免手术。

2. 感染

对肝硬化并发的感染，一旦疑诊，应立即经验性抗感染治疗。自发性细菌性腹膜炎、胆道及肠道感染的抗生素选择，应遵循广谱、足量、肝肾毒性小的原则，首选第三代头孢类抗生素，如头孢哌酮+舒巴坦。其他如氟喹诺酮类、哌拉西林钠+他唑巴坦及碳青霉烯类抗生素，均可根据病人情况使用。一旦培养出致病菌，则应根据药敏试验选择窄谱抗生素。

3. 门静脉血栓

对新近发生的血栓应做早期静脉肝素抗凝治疗，可使80%以上病人出现完全或广泛性再通，口服抗凝药物治疗至少维持半年。对早期的门静脉血栓也可采用经皮、经股动脉插管至肠系膜上动脉后置管，用微量泵持续泵入尿激酶进行早期溶栓，使门静脉再通。经颈静脉肝内门腔分流术适用于血栓形成时间较长、出现机化的病人。

4. 肝硬化低钠血症

轻症者，通过限水可以改善；中至重度者，可选用血管加压素 V_2 受体拮抗剂（托伐普坦），增强肾脏处理水的能力，使水重吸收减少，提高血钠浓度。

5. 肝肾综合征

经颈静脉肝内门腔分流术有助于减少缓进型转为急进型。肝移植可以同时缓解这两型肝肾综合征，是该并发症有效的治疗方法。在等待肝移植术的过程中，可以采取如下措施保护肾功能：静脉补充清蛋白、使用血管加压素、经颈静脉肝内门腔分流术、血液透析以及人工肝支持等。

6. 肝肺综合征

吸氧及高压氧舱适用于轻型、早期病人，可以增加肺泡内氧浓度和压力，有助于氧弥散。肝移植可逆转肺血管扩张，使氧分压、氧饱和度及肺血管阻力均明显改善。

7. 脾功能亢进

以部分脾动脉栓塞和经颈静脉肝内门腔分流术治疗为主；传统的全脾切除术

因术后发生门静脉血栓、严重感染的风险较高，已不提倡。

（五）手术

治疗门静脉高压的各种分流、断流及限流术随着内镜及介入微创技术的应用，已较少应用。由于经颈静脉肝内门腔分流术综合技术具有微创、精准、可重复和有效等优点，在细致的药物治疗配合下，已从以往肝移植前的过渡性治疗方式逐渐成为有效延长生存期的治疗方法。肝移植是对终末期肝硬化治疗的最佳选择，掌握手术时机及尽可能做好充分的术前准备可提高手术存活率。

（六）病人教育

1. 休息

不宜进行重体力活动及高强度体育锻炼，代偿期病人可从事轻体力劳动，失代偿期病人应多卧床休息。保持情绪稳定，减轻心理压力。

2. 酒精及药物

严格禁酒。避免不必要且疗效不明确的药物、各种解热镇痛的复方感冒药、不正规的中药偏方及保健品，以减轻肝脏代谢负担，避免肝毒性损伤。失眠病人应在医生指导下慎重使用镇静、催眠药物。

3. 食管胃底静脉曲张

对已有食管胃底静脉曲张者，进食不宜过快、过多，食物不宜过于辛辣和粗糙，在进食带骨的肉类时，应注意避免吞下刺或骨。

4. 饮食

食物应以易消化、产气少的粮食为主，持续少量蛋白及脂肪食物，常吃蔬菜水果，调味不宜过于辛辣，保持大便通畅，不宜用力排便。食管胃底静脉曲张出血的诱因多见于粗糙食物、胃酸侵蚀、腹内压增高及剧烈咳嗽等。未行经颈静脉肝内门腔分流术的肝硬化病人，以低盐饮食为宜；经颈静脉肝内门腔分流术的术后病人不必限盐和水。

5. 避免感染

居室应通风，养成良好的个人卫生习惯，避免着凉及不洁饮食。

6. 病因治疗

了解肝硬化的病因，坚持使用针对病因的药物，如口服抗乙肝病毒的药物等，病情稳定者，每 3~6 个月应进行医疗随访，进行相关的实验室检测和超声、CT 及 MRI 检查。

7. 不宜驾车及高空作业

有轻微肝性脑病病人的反应力较低，不宜驾车及高空作业。

8. 生活护理

乙肝及丙肝病人可以与家人、朋友共餐。应避免血液途径的传染，如不宜共用剃须刀等可能有创的生活用品；接触病人开放伤口时，应戴手套。性生活应适当，如没有生育计划，建议使用避孕套。

第七章　原发性肝癌

原发性肝癌指起源于肝细胞或肝内胆管上皮细胞的恶性肿瘤，包括肝细胞癌、肝内胆管癌和肝细胞癌-肝内胆管癌混合型3种不同的病理类型，其中肝细胞癌约占90%，日常所称的"肝癌"指肝细胞癌。肝癌是我国常见恶性肿瘤之一，每年新发病例约占全球的42%~50%。

【病因和发病机制】

病因和发病机制可能与下列因素有关。

（一）病毒性肝炎

HBV感染是我国肝癌病人的主要病因，西方国家以HCV感染常见。HBV的DNA序列和宿主细胞的基因序列同时遭到破坏或发生重新整合，使癌基因激活和抑癌基因失活，从而发生细胞癌变。丙型肝炎致癌机制与HCV序列变异相关，HCV通过序列变异逃避免疫识别而持续感染肝细胞，引起肝脏长期炎症，肝细胞坏死和再生反复发生，从而积累基因突变，破坏细胞增殖的动态平衡，导致细胞癌变。

（二）黄曲霉毒素

流行病学研究发现，粮食受到黄曲霉毒素污染严重的地区，人群肝癌发病率高，而黄曲霉毒素的代谢产物之一黄曲霉毒素 B_1 能通过影响基因的表达而引起肝癌的发生。

（三）肝纤维化

病毒性肝炎、酒精性肝病、非酒精性脂肪肝后肝纤维化、肝硬化是肝癌发生的重要危险因素。

（四）其他肝癌的高危因素

①长期接触氯乙烯、亚硝胺类、偶氮芥类、苯酚、有机氯农药等化学物质；②血吸虫及华支睾吸虫感染；③长期饮用污染水、藻类异常繁殖的河沟水；④香烟中的多环芳烃、亚硝胺和尼古丁。

上述各种病因使肝细胞在损伤后的再生修复过程中，其生物学特征逐渐变化，基因突变，增殖与凋亡失衡；各种致癌因素也可促使癌基因表达及抑癌基因受抑；慢性炎症及纤维化过程中的活跃血管增殖，为肝癌的发生发展创造了重要条件。

【病理】

（一）大体病理分型

1. 块状型

占肝癌的 70% 以上，呈单个、多个或融合成块，直径 5~10cm，>10cm 者称巨块型。质硬，膨胀性生长，可见包膜。此型肿瘤中心易坏死、液化及出血；位于肝包膜附近者，肿瘤易破裂，导致腹腔内出血及直接播散。

2. 结节型

呈大小和数目不等的癌结节，<5cm，与周围肝组织的分界不如块状型清楚，常伴有肝硬化。单个癌结节<3cm 或相邻两个癌结节直径之和小于 3cm 者称为小肝癌。

3. 弥漫型

少见，呈米粒至黄豆大的癌结节弥漫地分布于整个肝脏，不易与肝硬化区分，病人常因肝衰竭而死亡。

（二）组织病理分型

分为肝细胞肝癌、肝内胆管细胞癌和混合型肝癌。

1. 肝细胞癌

最为多见，癌细胞来自肝细胞，异型性明显，胞质丰富，呈多边形，排列成巢状或索状，血窦丰富。正常肝组织的肝动脉供血约占30%，但肝细胞癌的肝动脉供血超过90%，这是目前肝癌影像诊断及介入治疗的重要循环基础。

2. 肝内胆管癌

较少见，癌细胞来自胆管上皮细胞，呈立方或柱状，排列成腺样，纤维组织较多、血窦较少。

3. 混合型

最少见，具有肝细胞癌和胆管细胞癌两种结构，或呈过渡形态，既不完全像肝细胞癌，又不完全像胆管细胞癌。

（三）转移途径

1. 肝内转移

易侵犯门静脉及分支并形成癌栓，脱落后在肝内引起多发性转移灶。

2. 肝外转移

①血行转移：常转移至肺，其他部位有脑、肾上腺、肾及骨骼等，甚至可见肝静脉中癌栓，延至下腔静脉及右心房。②淋巴转移：常见肝门淋巴结转移，也可转移至胰、脾、主动脉旁及锁骨上淋巴结。③种植转移：少见，从肝表面脱落

的癌细胞可种植在腹膜、横膈、盆腔等处，引起血性腹腔积液、胸腔积液。女性可有卵巢转移。

【临床表现】

本病多见于中年男性，男女之比约为 3：1。起病隐匿，早期缺乏典型症状。临床症状明显者，病情大多已进入中晚期。本病常在肝硬化的基础上发生，或者以转移病灶症状为首发表现，此时临床容易漏诊或误诊，应予注意。中晚期临床表现具体如下。

（一）肝区疼痛

这是肝癌最常见的症状，多呈右上腹持续性胀痛或钝痛，与癌肿生长、肝包膜受牵拉有关。如病变侵犯膈，疼痛可牵涉右肩或右背部。当肝表面的癌结节破裂，可突然引起剧烈腹痛，从肝区开始迅速延至全腹，产生急腹症的表现，如出血量大时可导致休克。

（二）肝大

肝脏进行性增大，质地坚硬，表面凹凸不平，常有大小不等的结节，边缘钝而不整齐，常有不同程度的压痛。肝癌突出于右肋弓下或剑突下时，上腹可呈现局部隆起或饱满；如癌肿位于膈面，则主要表现为膈肌抬高而肝下缘不下移。

（三）黄疸

一般出现在肝癌晚期，多为阻塞性黄疸，少数为肝细胞性黄疸。阻塞性黄疸常因癌肿压迫或侵犯胆管或肝门转移性淋巴结肿大而压迫胆管造成阻塞所致；肝细胞性黄疸可因癌组织肝内广泛浸润或合并肝硬化、慢性肝炎引起。

（四）肝硬化征象

在失代偿期肝硬化基础上，发病者可表现为腹腔积液迅速增加且难治，腹腔积液多为漏出液；血性腹腔积液系肝癌侵犯肝包膜或向腹腔内破溃引起。门静脉高压导致食管胃底静脉曲张出血。

（五）全身性表现

进行性消瘦、发热、食欲缺乏、乏力、营养不良和恶病质等。如转移至肺、骨、脑、淋巴结、胸腔等处，可产生相应的症状。部分病人以转移灶症状首发而就诊。

（六）伴癌综合征

癌肿本身代谢异常或肝癌病人机体内分泌/代谢异常而出现的一组综合征，表现为自发性低血糖症、红细胞增多症；其他罕见的有高钙血症、高脂血症、类癌综合征等。

【并发症】

（一）肝性脑病

肝性脑病是肝癌终末期最严重的并发症，出现肝性脑病，预后不良。

（二）上消化道出血

上消化道出血约占肝癌死亡原因的 15%，出血与以下因素有关：①食管胃底静脉曲张出血；②门静脉高压性胃病合并凝血功能障碍而有广泛出血，大量出血常诱发肝性脑病。

（三）肝癌结节破裂出血

约 10% 肝癌病人发生肝癌结节破裂出血。癌结节破裂可局限于肝包膜下，产生局部疼痛；如包膜下出血快速增多则形成压痛性血肿；也可破入腹腔引起急性腹痛、腹膜刺激征和血性腹腔积液，大量出血可致休克、死亡。

（四）继发感染

病人因长期消耗或化疗、放射治疗等，抵抗力减弱，容易并发肺炎、自发性腹膜炎、肠道感染和真菌感染等。

【实验室和其他辅助检查】

（一）肝癌标志物检查

1. 甲胎蛋白（alpha fetoprotein，AFP）

AFP 是诊断肝细胞癌特异性的标志物，广泛用于肝癌的普查、诊断、判断治疗效果及预测复发。在排除妊娠和生殖腺胚胎瘤的基础上，AFP>400ng/mL 为诊断肝癌的条件之一。对 AFP 逐渐升高不降或>200ng/mL 持续 8 周，应结合影像学及肝功能变化进行综合分析或动态观察。约 30% 的肝癌病人 AFP 水平正常，检测 AFP 异质体有助于提高诊断率。

2. 其他肝癌标志物

血清岩藻糖苷酶（AFu）、γ-谷氨酰转肽酶同工酶 II（γ-GT_2）、异常凝血酶原（DCP）、磷脂酰肌醇蛋白多糖-3（GPC3）、高尔基体蛋白 73（GP73）等有助于 AFP 阴性的肝癌的诊断和鉴别诊断。

（二）影像学检查

1. 超声（US）

US 是目前肝癌筛查的首选方法，具有方便易行、价格低廉及无创等优点，能检出肝内直径>1cm 的占位性病变，利用多普勒效应或超声造影剂，能够了解病灶的血供状态，判断占位性病变的良恶性，并有助于引导肝穿刺活检。

2. 增强 CT/MRI

可以更客观及更敏感地显示肝癌，1cm 左右肝癌的检出率可>80%，是诊断及确定治疗策略的重要手段。MRI 为非放射性检查，可以在短期重复进行。CT 平扫多为低密度占位，部分有晕圈征，大肝癌常有中央坏死；增强时动脉期病灶的密度高于周围肝组织，但随即快速下降，低于周围正常肝组织，并持续数分钟，呈"快进快出"表现。

3. 数字减影血管造影 （digital subtraction angiography，DSA）

当增强 CT/MRI 对疑为肝癌的小病灶难以确诊时，经选择性肝动脉行 DSA 检查是肝癌诊断的重要补充手段。对直径 1~2cm 的小肝癌，肝动脉造影可以更精确地做出诊断，正确率>90%。

4. 正电子发射计算机断层成像 （PET-CT）、发射单光子计算机断层扫描 （SPECT-CT）

采用这一方法，可提高诊断和评判疾病进展的准确性。

（三）肝穿刺活体组织检查

US 或 CT 引导下细针穿刺行组织学检查是确诊肝癌的可靠方法，但属创伤性检查，且偶有出血或针道转移的风险。当上述非侵入性检查未能确诊时，可考虑应用。

【诊断】

满足下列标准中的任意 1 条，即可诊断肝癌，这是国际上广泛使用的肝癌诊断标准。

（1）具有两种典型的肝癌影像学 （超声、增强 CT、MRI 或选择性肝动脉造影）表现，病灶>2cm。

（2）具有一项典型的肝癌影像学表现，病灶>2cm，AFP>400ng/mL。

（3）肝脏活检阳性：对高危人群 （各种原因所致的慢性肝炎、肝硬化以及>35 岁的 HBV 或 HCV 感染者）每 6~12 个月检测 AFP 和超声筛查，有助于肝癌早期诊断。

根据肝癌数目、大小、有无侵犯转移以及病人肝功能储备的情况，肝癌诊断分期多采用巴塞罗那（BCLC）分期。

【鉴别诊断】

肝癌常需与继发性肝癌、肝硬化、肝脓肿等疾病进行鉴别。

（一）继发性肝癌

原发于呼吸道、胃肠道、泌尿生殖道、乳房等处的癌灶常转移至肝，尤以结直肠癌最为常见，呈多发性结节，临床以原发癌表现为主，血清 AFP 检测一般为阴性。

（二）肝硬化结节

增强 CT/MRI 见病灶动脉期强化，呈快进快出，诊断肝癌；若无强化，则考虑为肝硬化结节。AFP>400ng/mL，有助于肝癌诊断。

（三）活动性病毒性肝炎

病毒性肝炎活动时血清 AFP 往往呈短期低浓度升高，应定期多次随访测定血清 AFP 和 ALT，或联合检测其他肝癌标志物并进行分析，如：①AFP 和 ALT 动态曲线平行或同步升高，或 ALT 持续增高至正常的数倍，则肝炎的可能性大；②二者曲线分离，AFP 持续升高，往往超过 400ng/mL，而 ALT 不升高，呈曲线分离现象，则多考虑肝癌。

（四）肝脓肿

临床表现为发热、肝区疼痛、压痛明显，白细胞计数和中性粒细胞升高。超声检查可发现脓肿的液性暗区，必要时在超声引导下做诊断性穿刺或药物试验性治疗以明确诊断。

（五）肝包虫病

病人常有牧区生活和接触病犬等生活史。

（六）其他肝脏肿瘤或病变

当影像学与肝脏其他良性肿瘤如血管瘤、肝腺瘤、肝局灶性结节性增生等鉴别有困难时，可检测 AFP 等肿瘤标志物，并随访超声、增强 CT/MRI，必要时在超声引导下行肝活检。

【治疗】

肝癌对化疗和放疗不敏感，常用治疗方法有手术切除、肝移植、血管介入、射频消融术等。肝癌的治疗性切除术是目前治疗肝癌最有效的方法之一，虽然目前的手术技术可以切除一些大肝癌，但术后残留肝的功能储备是否可维持病人的生命需求，则是决定手术成败的关键。按照临床路径，有助于正确选择手术方法，既可使病人最大程度切除肿瘤或控制肿瘤生长，又可避免治疗过度、缩短生存时间、降低生活质量以及减少不必要的医疗资源浪费。

（一）手术治疗

术前应采用 Child - Pugh 评分、吲哚菁绿 15 分钟滞留率（indocyanine green relenlion-15，ICGR-15）评价肝功能储备情况；如预期保留肝组织体积较小，则采用 CT 和（或）MRI 测定剩余肝脏体积。一般认为 Child - Pugh A ~ B 级、ICGR-15<20% ~ 30%是实施手术切除的必要条件；剩余肝体积须占标准肝脏体积的 40%以上（肝硬化病人），或 30%以上（无肝硬化病人）也是实现手术切除的必要条件。Ⅰa 期、Ⅰb 期和Ⅱa 期肝癌是手术切除的首选适应证。由于手术切除仍有很高的肝癌复发率，因此，术后宜加强综合治疗与随访。

（二）局部治疗

1. 射频消融术

在超声或开腹条件下，将电极插入肝癌组织内，应用电流热效应等多种物理方法毁损病变组织。射频消融术是肝癌微创治疗最具代表性的消融方式，适用于直径≤3cm 肝癌病人。

2. 微波消融

适应证同射频消融术，其特点是消融效率高，但需要温度监控系统调控有效热场范围。

3. 经皮穿刺瘤内注射无水乙醇

在超声或 CT 引导下，将无水乙醇直接注入肝癌组织内，使癌细胞脱水、变性、凝固性坏死。经皮穿刺瘤内注射无水乙醇也适用于肿瘤≤3cm 者，但对直径≤2cm 的肝癌效果确切。

4. 肝动脉栓塞

肝动脉栓塞是经肿瘤的供血动脉注入栓塞剂，阻断肿瘤的供血，使其发生坏死。由于肝动脉栓塞具有靶向性好、创伤小、可重复、病人容易接受的特点，是目前非手术治疗中晚期肝癌的常用方法。

（三）肝移植

对于肝癌合并肝硬化病人，肝移植可将整个病肝切除，是治疗肝癌和肝硬化的有效手段。但若肝癌已有血管侵犯及远处转移（常见肺、骨），则不宜行肝移植术。

HBV 感染病人在手术、局部治疗或肝移植后，均需坚持口服抗病毒药物。肝移植病人需要终生使用免疫抑制剂。

（四）药物治疗

分子靶向药物多激酶抑制剂索拉非尼（sorafenib）是目前唯一获得治疗晚期肝癌批准的分子靶向药物。肿瘤细胞表面的跨膜蛋白 PD-1 与其配体 PD-L1 结合可介导肿瘤的免疫逃逸。针对 PD-1 和（或）PD-L1 的抗体已经应用于包括肝癌在内的进展期肿瘤的临床治疗，取得了较好的疗效。

【预后】

下述情况预后较好：①肝癌小于 5cm，能早期手术；②癌肿包膜完整，分化程度高，尚无癌栓形成；③机体免疫状态良好。如合并肝硬化或有肝外转移者、发生肝癌破裂、消化道出血、ALT 显著升高的病人预后差。

第八章　胰腺炎

第一节　急性胰腺炎

急性胰腺炎是多种病因导致胰腺组织自身消化所致的胰腺水肿、出血及坏死等炎症性损伤，临床以急性上腹痛及血淀粉酶或脂肪酶升高为特点。多数病人病情轻，预后好；少数病人可伴发多器官功能障碍及胰腺局部并发症，死亡率高。

【病因】

（一）胆道疾病

胆石症及胆道感染等是急性胰腺炎的主要病因。由于胰管与胆总管汇合成共同通道开口于十二指肠壶腹部，一旦结石、蛔虫嵌顿在壶腹部、胆管内炎症或胆石移行时损伤 Oddi 括约肌等，将使胰管流出道不畅，胰管内高压。微小胆石容易导致急性胰腺炎，因其在胆道系统内的流动性，增加了临床诊断的困难。

（二）酒精

酒精可促进胰液分泌，当胰管流出道不能充分引流大量胰液时，胰管内压升高，引发腺泡细胞损伤。酒精在胰腺内氧化代谢时产生大量活性氧，也有助于激活炎症反应。此外，酒精常与胆道疾病共同导致急性胰腺炎。

（三）胰管阻塞

胰管结石、蛔虫、狭窄、肿瘤（壶腹周围癌、胰腺癌）可引起胰管阻塞和胰管内压升高。胰腺分裂是一种胰腺导管的先天发育异常，即主、副胰管在发育过程中未能融合，大部分胰液经狭小的副乳头引流，容易发生引流不畅，导致胰管内高压。

（四）十二指肠降段疾病

球后穿透溃疡、邻近十二指肠乳头的肠憩室炎等炎症可直接波及胰腺。

（五）手术与创伤

腹腔手术、腹部钝挫伤等损伤胰腺组织，导致胰腺严重血液循环障碍，均可引起急性胰腺炎。经内镜逆行胆胰管造影术（ERCP）插管时导致的十二指肠乳头水肿或注射造影剂压力过高等也可引发本病。

（六）代谢障碍

高甘油三酯血症可能因脂球微栓影响胰腺微循环，胰酶分解甘油三酯致毒性脂肪酸损伤细胞，引发或加重急性胰腺炎。当血甘油三酯≥11.3mmol/L，实验研究提示极易发生急性胰腺炎。Ⅰ型高脂蛋白血症多见于小儿或非肥胖、非糖尿病青年，因严重高甘油三酯血症而反复发生急性胰腺炎，此为原发性高甘油三酯血症急性胰腺炎。肥胖病人发生急性胰腺炎后，因严重应激、炎症反应，血甘油三酯水平迅速升高，外周血样本可呈明显脂血状态，常作为继发的病因加重、加速急性胰腺炎的发展。

甲状旁腺肿瘤、维生素D过多等所致的高钙血症可致胰管钙化、促进胰酶提前活化而促发本病。

（七）药物

噻嗪类利尿剂、硫唑嘌呤、糖皮质激素、磺胺类等药物可促发急性胰腺炎，多发生在服药最初2个月，与剂量无明确相关。

（八）感染及全身炎症反应

可继发于急性流行性腮腺炎、甲型流感、肺炎衣原体感染、传染性单核细胞增多症、柯萨奇病毒等，常随感染痊愈而自行缓解。在全身炎症反应时，作为受损的靶器官之一，胰腺也可有急性炎症损伤。

（九）过度进食

进食量是否过度因人而异，难以量化。进食后分泌的胰液不能经胰管流出道顺利排至十二指肠，胰管内压升高，即可引发急性胰腺炎。进食尤其是荤食常成为急性胰腺炎的诱因，应仔细寻找潜在的病因。一般单纯过度进食作为病因的急性胰腺炎相对较少。

（十）其他

各种自身免疫性的血管炎、胰腺主要血管栓塞等血管病变可影响胰腺血供，这一病因在临床相对少见。少数病因不明者，称为特发性急性胰腺炎。

【发病机制】

各种致病因素导致胰管内高压，腺泡细胞内 Ca^{2+} 水平显著上升，溶酶体在腺泡细胞内提前激活酶原，大量活化的胰酶消化胰腺自身，损伤腺泡细胞，激活炎症反应的枢纽分子核因子-κB，它的下游系列炎症介质如肿瘤坏死因子-α、白介素-1、花生四烯酸代谢产物（前列腺素、血小板活化因子）、活性氧等均可增加血管通透性、导致大量炎性渗出。此外，胰腺微循环障碍使胰腺出血、坏死。炎症过程中参与的众多因素可以正反馈方式相互作用，使炎症逐级放大，当超过机体的抗炎能力时，炎症向全身扩展，出现多器官炎症性损伤及功能障碍。

【病理】

（一）胰腺急性炎症性病变

可分为急性水肿及急性出血坏死型胰腺炎。急性水肿型可发展为急性出血坏死型，其进展速度为数小时至数天。

1. 急性水肿型

较多见，病变累及部分或整个胰腺，表现为胰腺肿大、充血、水肿和炎症细胞浸润，可有轻微的局部坏死。

2. 急性出血坏死型

相对较少，胰腺内有灰白色或黄色斑块的脂肪组织坏死，出血严重者，则胰腺呈棕黑色并伴有新鲜出血，坏死灶外周有炎症细胞浸润，常见静脉炎和血栓。

（二）胰腺局部并发症

1. 急性胰周液体积聚

急性胰腺炎早期，胰腺内、胰周较多渗出液积聚，没有纤维隔，可呈单灶或多灶状，约半数病人在病程中自行吸收。

2. 胰瘘

胰腺炎症致胰管破裂，胰液从胰管漏出，即为胰瘘。胰内瘘是难以吸收的胰腺假性囊肿及胰性胸、腹腔积液的原因。胰液经腹腔引流管或切口流出体表，为胰外瘘。

3. 胰腺假性囊肿及胰性胸、腹腔积液

含有胰内瘘的渗出液积聚，常难以吸收，病程 1 个月左右，纤维组织增生形成囊壁，包裹而成胰腺假性囊肿，形态多样、大小不一。与真性囊肿的区别在于，由肉芽或纤维组织构成的囊壁缺乏上皮，囊内无菌生长，含有胰酶。大量胰腺炎性渗出伴胰内瘘可导致胰性胸、腹腔积液。

4. 胰腺坏死

单纯胰腺实质坏死、胰周脂肪坏死及胰腺实质伴胰周脂肪坏死发生的概率分别约为 5%、20% 及 75%。早期急性坏死物集聚含有实性及液体成分，通常边界不清。1 个月左右，随着病变周围网膜包裹、纤维组织增生，这些实性及液性坏死物被包裹、局限，称为包裹之坏死物。

5. 胰腺脓肿

胰周积液、胰腺假性囊肿或胰腺坏死感染，发展为脓肿。

6. 左侧门静脉高压

胰腺坏死严重、大量渗出、假性囊肿压迫和迁延不愈之炎症，导致脾静脉血栓形成，继而脾大、胃底静脉曲张。

(三) 急性胰腺炎导致的多器官炎性损伤病理

全身炎症反应可波及全身其他脏器如小肠、肺、肝、肾等，各脏器呈急性炎症病理改变。

【临床表现】

根据病情程度，急性胰腺炎临床表现多样。

(一) 急性腹痛

急性腹痛是绝大多数病人的首发症状，常较剧烈，多位于中左上腹甚至全腹，部分病人腹痛向背部放射。病人病初可伴有恶心、呕吐，轻度发热。常见体征：中上腹压痛，肠鸣音减少，轻度脱水貌。

（二）急性多器官功能障碍及衰竭

在上述症状基础上，腹痛持续不缓、腹胀逐渐加重，可陆续出现循环，呼吸，肠、肾及肝衰竭。

（三）胰腺局部并发症

急性液体积聚、胰腺坏死、胰性腹腔积液时，病人腹痛、腹胀明显，病情进展迅速时，可伴有休克及腹腔间隔室综合征。大量胰性胸腔积液时，病人呼吸困难。病程早期出现胸腔积液，提示易发展为重症急性胰腺炎。胰腺坏死出血量大且持续时，除休克难以纠正，血性腹腔积液可在胰酶的协助下渗至皮下，常可在两侧腹部或脐周出现 Grey-Tumer 征或 Cullen 征。

假性囊肿<5cm 时，6 周内约 50%可自行吸收；囊肿大时，可有明显腹胀及上、中消化道梗阻等症状。胰腺实质坏死>30%时，感染概率明显增加。胰腺感染通常发生在急性胰腺炎发作 2 周后，少部分胰腺坏死的病人可在起病后 1 周，即发生感染，表现为：①体温>38.5℃，白细胞计数>$16×10^9$/L。②腹膜刺激征范围超过腹部两个象限；若腹膜后间隙有感染，可表现为腰部明显压痛，甚至可出现腰部丰满、皮肤发红或凹陷性水肿。③CT 发现早期急性坏死物集聚或包裹之坏死物内有气泡征。④胰腺脓肿病人因病程长，除发热、腹痛外，常有消瘦及营养不良症状及体征。胰腺坏死病人痊愈后，根据坏死范围出现程度不同的胰腺外分泌功能不足的表现，如进食不耐受，餐后腹胀、腹痛，进食少，持续轻泻甚至脂肪泻，营养不良等。

左侧门静脉高压可在重症急性膜腺炎早期发生，随胰腺、胰周炎症消退而呈一过性。当胰腺、胰周炎症迁延，伴有假性囊肿、脓肿等并发症时，左侧门静脉高压将难以逆转。病人因胃底静脉曲张，而有黑便、呕血甚至致命性大出血。

【辅助检查】

(一) 诊断急性胰腺炎的重要血清标志物

1. 淀粉酶

急性胰腺炎时，血清淀粉酶于起病后 2~12 小时开始升高，48 小时开始下降，持续 3~5 天。由于唾液腺也可产生淀粉酶，当病人无急腹症而有血淀粉酶升高时，应考虑其来源于唾液腺。循环中淀粉酶可通过肾脏排泄，急性胰腺炎时尿淀粉酶因此升高。轻度的肾功能改变将影响尿淀粉酶检测的准确性和特异性，故对临床诊断价值不大。当病人尿淀粉酶升高而血淀粉酶不高时，应考虑其来源于唾液腺。

2. 脂肪酶

血清脂肪酶于起病后 24~72 小时开始升高，持续 7~10 天，其敏感性和特异性均略优于血淀粉酶。

血清淀粉酶、脂肪酶的高低与病情程度无确切关联，部分病人两个胰酶可不升高。胰源性胸、腹腔积液、胰腺假性囊肿囊液的上述两个胰酶水平常明显升高。

(二) 胰腺等脏器影像变化

1. 腹部超声

腹部超声是急性胰腺炎的常规初筛影像检查，因常受胃肠道积气的干扰，对胰腺形态观察多不满意，但可了解胆囊及胆管情况，是胰腺炎胆源性病因的初筛方法。当胰腺发生假性囊肿时，常用腹部超声诊断、随访及协助穿刺定位。

2. 腹部 CT

平扫有助于确定有无胰腺炎、胰周炎性改变及胸、腹腔积液；增强 CT 有助于确定胰腺坏死程度，一般宜在起病 1 周左右进行。

【诊断】

作为常见急腹症之一，诊断内容具体如下。

（一）确定是否为急性胰腺炎

应具备下列 3 条中任意 2 条：①急性、持续中上腹痛；②血淀粉酶或脂肪酶>正常值上限 3 倍；③急性胰腺炎的典型影像学改变。此诊断一般应在病人就诊后 48 小时内明确。

（二）确定急性胰腺炎程度

根据器官衰竭、胰腺坏死及胰腺感染情况，将急性胰腺炎程度分为下列 4 种程度：①轻症急性胰腺炎；②中度重症急性胰腺炎；③重症急性膜腺炎；④危重急性膜腺炎。

胰腺感染通常根据前述临床表现及实验室检测可建立诊断，高度怀疑胰腺感染而临床证据不足时，可在 CT、超声引导下行胰腺或胰周穿刺，抽取物涂片查细菌或培养。

（三）寻找病因

住院期间应努力使 80%以上病人的病因得以明确，尽早解除病因有助于缩短病程、预防重症急性膜腺炎及避免日后复发。胆道疾病仍是急性胰腺炎的首要病因，应注意多个病因共同作用的可能。CT 主要用于急性胰腺炎病情程度的评估，在胆胰管病因搜寻方面建议采用 MRCP。

【鉴别诊断】

急性胰腺炎常需与胆石症、消化性溃疡、心肌梗死及急性肠梗阻等鉴别。这些急腹症时，血淀粉酶及脂肪酶水平也可升高，但通常低于正常值的 2 倍。

【治疗】

急性胰腺炎治疗的两大任务：①寻找并去除病因；②控制炎症。

急性胰腺炎，即使是重症急性膜腺炎，应尽可能采用内科及微创治疗。临床实践表明，重症急性膜腺炎时手术创伤将加重全身炎症反应，增加死亡率。如诊断为胆源性急性胰腺炎，应尽可能在本次住院期间完成内镜治疗或在康复后择期行胆囊切除术，避免今后复发。胰腺局部并发症如有明显临床症状的胰腺假性囊肿、胰腺脓肿及左侧门静脉高压，可通过内镜或外科手术治疗。

（一）监护

从炎症反应到器官功能障碍至器官衰竭，可经历时间不等的发展过程，病情变化较多，应予细致的监护，根据症状、体征、实验室检测、影像学变化及时了解病情发展。高龄、肥胖、妊娠等病人是重症急性膜腺炎的高危人群，采用急性生理慢性健康–Ⅱ评分有助于动态评估病情程度。该评分系统包括急性生理评分、年龄评分及慢性健康评分，急性疾病的严重度通过量化多项生理学参数而予以评估。

（二）器官支持

1. 液体复苏

旨在迅速纠正组织缺氧，也是维持血容量及水、电解质平衡的重要措施。起病后若有循环功能障碍，24 小时内是液体复苏的黄金时期。中度重症急性胰腺炎病人在没有大量失血情况下，补液量宜控制在 3500~4000 mL/d。在用晶体进行液体复苏时，应注意补充乳酸林格平衡液，避免大量生理盐水扩容，导致氯离子堆积。缺氧致组织中乳酸堆积，代谢性酸中毒较常见，应积极补充碳酸氢钠。

重症病人胰腺大量渗液，蛋白丢失，应注意补充清蛋白，才能有效维持脏器功能。补液量及速度虽可根据中心静脉压进行调节，但急性胰腺炎时常有明显腹胀、麻痹性肠梗阻，中心静脉压可因此受影响，参考价值有限。重症急性膜腺炎的补液量应根据每日出量考虑，不宜大量补液。液体复苏临床观察指标有：心率、呼吸、血压、尿量、血气分析及 pH、血尿素氮、肌酐等。

2. 呼吸功能

轻症病人可予鼻导管、面罩给氧，力争使动脉氧饱和度>95%。当出现急性肺损伤、呼吸窘迫时，应给予正压机械通气，并根据尿量、血压、动脉血 pH 等参数调整补液量，总液量宜<2000mL，可适当使用利尿剂。

3. 肠功能维护

导泻及口服抗生素有助于减轻肠腔内细菌、毒素在肠屏障功能受损时的细菌移位及减轻肠道炎症反应。导泻可减少肠腔内细菌过生长，促进肠蠕动，有助于维护肠黏膜屏障，可予以芒硝（硫酸钠）40g+开水 600 mL 分次饮入。大便排出后，可给予乳果糖，保持大便每 1~2 日 1 次。口服抗生素可用左氧氟沙星 0.5g，每日 1 次，联合甲硝唑每次 0.2g，每日 3 次，疗程为 4 天。胃肠减压有助于减轻腹胀，必要时可以使用。

4. 连续性血液净化

当病人出现难以纠正的急性肾功能不全时，连续性血液净化通过具有选择或非选择性吸附剂的作用，清除部分体内有害的代谢产物或外源性毒物，达到净化血液的目的。重症急性膜腺炎早期使用，有助于清除部分炎症介质，有利于病人肺、肾、脑等重要器官功能改善和恢复，避免疾病进一步恶化。

（三）减少胰液分泌

1. 禁食

食物是胰液分泌的天然刺激物，起病后短期禁食，降低胰液分泌，减少胰酶对胰腺的自身消化。让胰腺休息一直是治疗急性胰腺炎的理论基础，但急性胰腺炎时，腺泡细胞处于凋亡甚至坏死状态，胰腺外分泌功能严重受损，通过禁食抑制胰液分泌对胰腺炎的治疗效果有限。病初 48 小时内禁食，有助于缓解腹胀和腹痛。

2. 生长抑素及其类似物

胃肠黏膜 D 细胞合成的生长抑素可抑制胰泌素和缩胆囊素刺激的胰液基础分泌。

（四）控制炎症

1. 液体复苏

成功的液体复苏是早期控制急性胰腺炎引发全身炎症反应的关键措施之一。

2. 生长抑素

生长抑素是机体重要的抗炎多肽，急性胰腺炎时，循环及肠黏膜生长抑素水平显著降低，胰腺及全身炎症反应可因此加重。外源性补充生长抑素或生长抑素类似物奥曲肽不仅可抑制胰液的分泌，更重要的是有助于控制胰腺及全身炎症反应。对于轻症病人，可在起病初期予以生长抑素 250μg/h 或奥曲肽 25μg/h，持续静脉滴注共 3 天。对于重症急性膜腺炎高危病人或中度重症急性胰腺炎病人，宜在起病后 48 小时内予以生长抑素 500μg/h 或奥曲肽 50μg/h，3~4 天后分别减量为 250μg/h 或 25μg/h，疗程为 4~5 天，这不仅有助于预防重症急性膜腺炎的发生，也可部分缓解重症急性膜腺炎。

3. 早期肠内营养

肠道是全身炎症反应的策源地，早期肠内营养有助于控制全身炎症反应。

（五）镇痛

多数病人在静脉滴注生长抑素或奥曲肽后，腹痛可得到明显缓解。对严重腹痛者，可肌内注射哌替啶止痛，每次 50~100mg。由于吗啡可增加 Oddi 括约肌压力、胆碱能受体拮抗剂如阿托品可诱发或加重肠麻痹，故均不宜使用。

（六）急诊内镜治疗去除病因

对胆总管结石性梗阻、急性化脓性胆管炎、胆源性败血症等胆源性急性胰腺炎应尽早行内镜下 Oddi 括约肌切开术、取石术、放置鼻胆管引流等，既有助于降低胰管内高压，又可迅速控制胰腺炎症及感染。这种微创对因治疗，疗效肯定，创伤小，可迅速缓解症状、改善预后、缩短病程、节省治疗费用，避免急性胰腺炎复发。

（七）预防和抗感染

急性胰腺炎本是化学性炎症，但在病程中极易感染，是病情向重症发展甚至死亡的重要原因之一。其感染源多来自肠道。预防胰腺感染可采取：①导泻及口服抗生素；②尽早恢复肠内营养，有助于受损的肠黏膜修复，减少细菌移位；③当胰腺坏死>30%时，胰腺感染风险增加，可给予亚胺培南或美罗培南 7~10 天，有助于减少坏死胰腺的继发感染。

疑诊或确定胰腺感染时，应选择针对革兰阴性菌和厌氧菌的、能透过血胰屏障的抗生素，如碳青霉烯类、第三代头孢菌素+抗厌氧菌类、喹诺酮+抗厌氧菌类，疗程为 7~14 天，抗生素选择推荐采用降阶梯策略。随着急性胰腺炎进展，胰腺感染细菌谱也相应变化，菌群多从单一菌和革兰阴性菌（大肠杆菌为主）为主向多重菌和革兰阳性菌转变。此外，如疑有真菌感染，可经验性应用抗真菌药。

（八）早期肠内营养

旨在改善胃肠黏膜屏障，减轻炎症反应，防治细菌移位及胰腺感染。一般急性胰腺炎起病后获得及时、有效治疗，轻症急性胰腺炎（mild acute pancreatitis，MAP）及中度重症急性胰腺炎病人可在病后 48~72 小时开始经口肠内营养。如病人腹胀症状明显，难以实施肠内营养时，可在呕吐缓解、肠道通畅时再恢复经口肠内营养。恢复饮食宜从易消化的少量碳水化合物食物开始，辅以消化酶，逐渐增加食量和少量蛋白质，直至恢复正常饮食。对于病程长，因较大的胰腺假性囊肿或包裹性坏死致上消化道不全梗阻病人，可在内镜下行胃造瘘，安置空肠营养管，进行肠内营养。

（九）择期内镜、腹腔镜或手术去除病因

胆总管结石、胰腺分裂、胰管先天性狭窄、胆囊结石、慢性胰腺炎、壶腹周围癌、胰腺癌等多在急性胰腺炎恢复后择期手术，尽可能选用微创方式。

（十）胰腺局部并发症

1. 胰腺假性囊肿

<4cm 的囊肿几乎均可自行吸收；>6cm 者或多发囊肿则自行吸收的机会较小，在观察 6~8 周后，若无缩小和吸收的趋势，则需要引流。引流方式包括：经皮穿刺引流、内镜引流、外科引流。

2. 胰腺脓肿的处理

在充分抗生素治疗后，脓肿不能吸收，可行腹腔引流或灌洗，如仍不能控制感染，应施行坏死组织清除和引流手术。

（十一）病人教育

①在急性胰腺炎早期，应告知患方病人存在的重症急性膜腺炎高危因素及可

能的不良预后；②积极寻找急性胰腺炎病因，在病史采集、诊疗等方面取得患方配合；③告知病人治疗性经内镜逆行胆胰管造影术在急性胰腺炎诊疗中的重要作用；④告知病人使用呼吸机或进行连续性血液净化的必要性；⑤告知病人肠内营养的重要性及实施要点；⑥对有局部并发症者，请病人出院后定期随访。

【预后】

轻症病人常在1周左右康复，不留后遗症。重症病人死亡率约15%，经积极抢救器官衰竭、幸免于亡的病人多有胰腺假性囊肿、包裹性坏死、胰腺脓肿和脾静脉栓塞等并发症，遗留不同程度胰腺功能不全。未去除病因的部分病人可经常复发急性胰腺炎，反复炎症及纤维化可演变为慢性胰腺炎。

【预防】

积极治疗胆胰疾病，适度饮酒及进食，部分病人需严格戒酒。

第二节 慢性胰腺炎

慢性胰腺炎是由于各种原因导致的胰腺局部或弥漫性的慢性进展性炎症，伴随胰腺内外分泌功能的不可逆损害。临床上表现为反复发作性或持续性腹痛、腹泻或脂肪泻、消瘦、黄疸、腹部包块和糖尿病。

【病因和发病机制】

慢性胰腺炎病因复杂，涉及多种因素，其发病通常需要一个急性胰腺炎的前哨事件来启动炎症过程。此后，多种病因或危险因素维持炎症反应，导致进行性的纤维化。一些遗传变异、自身免疫可不需要急性胰腺炎的启动，促进特发性慢性胰腺炎隐匿起病。

（一）各种胆胰管疾病

感染、炎症或结石引起胆总管下段或胰管和胆管交界处狭窄或梗阻，胰液流出受阻，引起急性复发性胰腺炎，在此基础上逐渐发展为慢性胰腺炎。胆道系统疾病在我国比较常见，是我国慢性胰腺炎常见的原因之一。

（二）酒精

饮酒一直都被认为是慢性胰腺炎的首要病因，然而根据慢性胰腺炎的病理及影像学特征，只有不到10%的酗酒者最终发展为慢性胰腺炎。临床实践观察到，多数长期大量饮酒者并无慢性胰腺炎的客观证据，仅表现为消化不良。实验研究表明，酒精并非直接导致慢性胰腺炎，但在胰管梗阻等因素的协同下，可致酒精性急性复发性胰腺炎，逐渐进展为慢性胰腺炎。酒精及其代谢产物的细胞毒性也可在其他因素的作用下，使部分病人胰腺慢性进行性损伤和纤维化。

（三）B组柯萨奇病毒

此病毒可引起急性胰腺炎，且病毒滴度越高，引起急性胰腺炎的可能性越大，若此时缺乏组织修复，则可能进展为慢性胰腺炎。在B组柯萨奇病毒感染期间，饮用酒精可加重病毒诱导的胰腺炎，阻碍胰腺受损后的再生，饮酒剂量越大，持续时间越长，胰腺的再生就越困难。因此，酒精可能通过增强组织内病毒感染或复制，影响组织愈合和使胰腺炎症慢性化。

（四）特发性胰腺炎

可能与两种基因突变有关：①囊性纤维化跨膜转导调节因子基因；②胰腺内的丝氨酸蛋白酶抑制剂基因。这些病人无家族病史，临床以急性复发性胰腺炎为特点，发病年龄较晚，并发症和需外科手术的机会较少。

（五）遗传性胰腺炎

遗传性胰腺炎是一种罕见的、外显率较高的常染色体显性遗传性胰腺疾病，病人主要集中在欧美地区。病人多有家族史，临床以急性复发性胰腺炎为特点，多在幼年发病，常进展为慢性胰腺炎并伴有高胰腺癌发病率。

（六）自身免疫性胰腺炎

自身免疫性胰腺炎病人血清中有多种免疫抗体产生，如 IgG4、抗碳酸酐酶抗体 II 和 IV、抗乳铁蛋白抗体、抗核抗体、抗胰蛋白酶抗体及抗分泌型胰蛋白酶抑制物抗体等，体液免疫、细胞免疫、补体系统、淋巴毒素参与致病。

（七）高钙血症

血液、胰腺实质中钙浓度升高易激活胰酶，持续高钙血症者，急性复发性胰腺炎风险增加。高钙血症可降低胰管和组织间隙间的屏障作用，钙离子更多地进入胰液中，高浓度钙离子在碱性胰液中易形成沉积，促进胰管结石形成。

（八）营养因素

食物中饱和脂肪酸及低蛋白饮食可促进慢性胰腺炎或胰腺退行性病变的发生，部分热带胰腺炎与此有关。

【病理】

慢性胰腺炎病变程度轻重不一。炎症可局限于胰腺小叶，也可累及整个胰腺。胰腺腺泡萎缩，弥漫性纤维化或钙化；胰管有多发性狭窄和囊状扩张，管内有结石、钙化和蛋白栓子。胰管阻塞区可见局灶性水肿、炎症和坏死，也可合并假性囊肿，上述改变具有进行性和不可逆性的特点。后期胰腺变硬，表面苍白呈不规则结节状，胰腺萎缩和体积缩小。纤维化病变也常累及脾静脉和门静脉，造成狭窄、梗阻或血栓形成，从而导致左侧门静脉高压。

自身免疫性胰腺炎组织学表现为非钙化性胰腺腺管的破坏和腺泡组织的萎缩，Ⅰ型-自身免疫性胰腺炎（IgG4-AIP）组织病理学特点为胰管周围广泛的淋巴细胞及浆细胞浸润、胰腺实质斑片状或席纹状纤维化、免疫组化见胰腺内大量IgG4阳性细胞浸润，上述病理改变也可出现在胆管、胆囊、肾、肺、腮腺等器官。Ⅱ型-自身免疫性胰腺炎组织学特征为导管中心性胰腺炎，大量中性粒细胞浸润致胰腺导管内微脓肿形成，导管上皮细胞破坏、管腔狭窄。

【临床表现】

（一）症状

1. 腹痛

表现为反复发作的上腹痛，初为间歇性，以后转为持续性上腹痛，平卧位时加重，前倾坐位、弯腰、侧卧蜷曲时疼痛可减轻。有时腹痛部位不固定，累及全腹，亦可放射至背部或前胸。腹痛程度轻重不一，严重者需用麻醉剂才能缓解疼痛。腹痛常因饮酒、饱食或高脂食物诱发，急性发作时常伴有血淀粉酶及脂肪酶升高。腹痛的发病机制可能主要与胰管梗阻与狭窄等原因所致的胰管高压有关，其次是胰管本身的炎症、胰腺缺血、假性囊肿以及合并的神经炎等。

2. 胰腺外分泌功能不全的表现

慢性胰腺炎后期，由于胰腺外分泌功能障碍可引起食欲减退、食后上腹饱胀，消瘦，营养不良，水肿，及维生素A、D、E、K缺乏等症状。部分病人由于胰腺外分泌功能明显不足而出现腹泻，大便每日3~4次，色淡、量多、有气泡、恶臭，大便内脂肪量增多并有不消化的肌肉纤维。

3. 胰腺内分泌功能不全的表现

由于慢性胰腺炎引起胰腺β细胞破坏，半数病人可发生糖尿病。

（二）体征

多数病人仅有腹部轻压痛。当并发胰腺假性囊肿时，腹部可扪及包块。当胰头肿大、胰管结石及胰腺囊肿压迫胆总管时，可出现黄疸。自身免疫性胰腺炎常呈进行性加重的无痛性黄疸，易被误诊为胰腺癌或胆管癌。

【辅助检查】

（一）影像学

1. X线腹部平片

部分病人可见胰腺区域的钙化灶、结石影。

2. 腹部超声和超声内镜

胰实质回声增强、主胰管狭窄或不规则扩张及分支胰管扩张、胰管结石、假性囊肿等。超声内镜由于探头更接近胰腺组织，对慢性胰腺炎和胰腺癌均可提供更为准确的信息。

3. 腹部CT及MRI

胰腺增大或缩小、轮廓不规则、胰腺钙化、胰管不规则扩张或胰腺假性囊肿等改变。IgG4-自身免疫性胰腺炎胰腺呈"腊肠样"肿胀或胰头局部结节样占位，主胰管局部狭窄。

4. 经内镜逆行胆胰管造影术及磁共振胆胰管成像

经内镜逆行胆胰管造影术是慢性胰腺炎形态学诊断和分期的重要依据，胰管侧支扩张是该疾病最早期的特征，其他表现有主胰管和侧支胰管的多灶性扩张、狭窄和形态不规则、结石造成的充盈缺损及黏液栓等。磁共振胆胰管成像可显示胰管扩张的程度和结石位置，并能明确部分慢性胰腺炎的病因，近年来已逐渐取代诊断性经内镜逆行胆胰管造影术在慢性胰腺炎中的作用。

（二）胰腺内、外分泌功能测定

血糖测定、糖耐量试验及血胰岛素水平可反映胰腺内分泌功能。准确的、临床实用的胰腺外分泌功能检测方法有待建立。

（三）免疫学检测

IgG4-自身免疫性胰腺炎病人血清 IgG4 水平>1350mg/L，其他自身免疫性胰腺炎抗核抗体及类风湿因子可呈阳性。

【诊断与鉴别诊断】

诊断思路在于首先确定有无慢性胰腺炎，然后寻找其病因。当临床表现提示慢性胰腺炎时，可通过影像技术获得胰腺有无钙化、纤维化、结石、胰管扩张及胰腺萎缩等形态学资料，收集慢性胰腺炎的证据，并进一步了解胰腺内外分泌功能，排除胰腺肿瘤。

需要鉴别的常见疾病包括：胆道疾病、小肠性吸收功能不良、慢性肝病等。胰腺炎性包块与胰腺癌的鉴别尤为重要，且有一定难度，需要超声内镜引导下行细针穿刺活组织检查，甚至开腹手术探查。

【治疗】

慢性胰腺炎治疗目标是：消除病因，控制症状，改善胰腺功能、治疗并发症和提高生活质量等。

（一）腹痛

1. 药物

口服胰酶制剂、皮下注射奥曲肽及非阿片类止痛药可缓解部分腹痛。顽固性、非梗阻性疼痛可行 CT、超声内镜引导下腹腔神经阻滞术。

2. 内镜

解除胰管梗阻，缓解胰管内高压引发的临床症状。经内镜逆行胆胰管造影术下行胰管括约肌切开、胰管取石术及胰管支架置入术使许多病人延缓或避免了手术干预，成为一线治疗方法。对于内镜不能取出的胰管结石病人，可以考虑体外冲击波碎石和液电碎石治疗。

3. 手术

当内镜治疗失败或疼痛复发时可考虑手术治疗。

（二）胰腺外分泌功能不全

采用高活性、肠溶胰酶替代治疗并辅助饮食疗法，胰酶应于餐中服用，同时应用质子泵抑制剂或 H_2 受体拮抗剂抑制胃酸分泌，可减少胃酸对胰酶的破坏，提高药物疗效。胰酶剂量可根据病人腹泻、腹胀的程度进行调节。

（三）糖尿病

给予糖尿病饮食，尽量口服降糖药替代胰岛素，由于慢性胰腺炎常同时存在胰高血糖素缺乏，小剂量的胰岛素也可诱发低血糖的发生，胰岛素治疗的剂量需个体化调节。

（四）自身免疫性胰腺炎

常用泼尼松口服，初始剂量为 30～40mg/d，症状缓解后逐渐减量至 5～10mg/d。大多数病人病情因此得以控制，但不能完全逆转胰腺的形态学改变。

（五）外科治疗

慢性胰腺炎的手术指征：①内科或内镜处理不能缓解的疼痛；②胰管结石、胰管狭窄伴胰管梗阻；③发生胆道梗阻、十二指肠梗阻、门静脉高压和胰性腹腔积液或囊肿等并发症。

第九章　胰腺癌

胰腺癌主要起源于胰腺导管上皮及腺泡细胞，早期诊断困难，进展期胰腺癌生存时间短，是预后最差的恶性肿瘤之一。

【病因和发病机制】

高危因素及人群包括：①长期大量吸烟为确定及可逆的危险因素，戒烟 20 年后其风险可降至同正常人群；②肥胖，BMI > 35kg/m² ，患病风险增加 50%；③慢性胰腺炎，特别是家族性胰腺炎病人；④ > 10 年的糖尿病病史，风险增加 50%；⑤男性及绝经期后的女性；⑥家族中有多位直系亲属 50 岁以前患病者；⑦某些遗传综合征病人：波伊茨-耶格（Peutz-Jeghers）综合征、家族性非典型多痣及黑素瘤综合征；常染色体隐性共济失调毛细血管扩张症及 BRCA2 基因及 PALB2 基因的常染色体显性遗传突变；遗传性非息肉病性结直肠癌；家族性腺瘤息肉病。

【病理】

大多数胰腺癌为导管细胞癌，常位于胰头，压迫胆道，侵犯十二指肠及堵塞主胰管。肿瘤质地坚实，切面常呈灰黄色，少有出血及坏死。少数胰腺癌为腺泡细胞癌，分布于胰腺头、体、尾部概率相同。肿瘤常呈分叶状，棕色或黄色，质地软，可有局灶坏死。其他少见的病理类型还有胰腺鳞皮癌、囊腺癌等。

胰腺癌发展较快且胰腺血管、淋巴管丰富，腺泡又无包膜，易发生早期转移。转移的方式有直接蔓延、淋巴转移、血行转移和沿神经鞘转移4种，因此确诊时大多已有转移。胰体尾癌较胰头癌转移更广泛。癌可直接蔓延至胆总管末端、胃、十二指肠、左肾、脾及邻近大血管；经淋巴管转移至邻近器官、肠系膜及主动脉周围等处的淋巴结；经血液循环转移至肝、肺、骨、脑和肾上腺等器官；也常沿神经鞘浸润或压迫腹腔神经丛，引起顽固、剧烈的腹痛和腰背痛。

【临床表现】

发病年龄以40~65岁多见，男女之比为（1.5~2.1）：1。起病隐匿，早期无特殊症状，出现明显症状时，多已进入晚期。病程短、病情迅速恶化、死亡。

（一）腹痛

腹痛常为首发症状，常为持续、进行性加剧的中上腹痛或持续腰背部剧痛，夜间明显；仰卧与脊柱伸展时加剧，俯卧、蹲位、弯腰坐位或蜷膝侧卧位可使腹痛减轻。

（二）消化不良

胆总管下端和胰腺导管被肿瘤阻塞，胆汁和胰液不能进入十二指肠，加之胰腺外分泌功能不全，大多数病人有食欲缺乏、消化不良、粪便恶臭、脂肪泻等症状。

（三）黄疸

约90%的病人病程中出现黄疸。

（四）焦虑及抑郁

表现为腹痛、消化不良、失眠导致病人个性改变、焦虑及抑郁等。

（五）消瘦

消化吸收不良、焦虑导致体重减轻，晚期常呈恶病质状态。

（六）症状性糖尿病

50%的胰腺癌病人在诊断时伴有糖尿病，新发糖尿病常是本病的早期征象。

（七）其他症状

肿瘤对邻近器官的压迫，如影响胃排空导致腹胀、呕吐；少数胰腺癌病人可因病变侵及胃、十二指肠壁而发生上消化道出血；持续或间歇性低热；游走性血栓性静脉炎或动脉血栓形成。

【实验室和其他检查】

（一）实验室检查

血清胆红素升高，以结合胆红素为主，重度黄疸时尿胆红素阳性，尿胆原阴性，粪便可呈灰白色，粪胆原减少或消失。并发胰腺炎时，血清淀粉酶和脂肪酶可升高，葡萄糖耐量异常或有高血糖和糖尿。吸收不良时粪中可见脂肪滴。胰腺癌病人 CA19-9 常升高。

（二）影像学检查

1. CT

可显示>2cm 的胰腺癌，增强扫描时多呈低密度肿块；胰腺弥漫或局限性肿大、胰周脂肪消失、胰管扩张或狭窄；可见大血管受压、淋巴结或肝转移等征象。

2. 腹部超声

发现的胰腺癌多已晚期。

3. 超声内镜

图像显示较体表超声清晰，可以探测到直径约 5mm 的小肿瘤，呈局限性低回声区，回声不均，肿块边缘凹凸不规整，结合细针穿刺活检，提高检出率。

4. 经内镜逆行胆胰管造影术

能直接观察十二指肠壁和壶腹部有无癌肿浸润，诊断正确率可达90%。直接收集胰液做细胞学检查及壶腹部活检做病理检查，可提高诊断率。必要时可同时放置胆道内支架，引流以减轻黄疸，为手术做准备。

5. 磁共振胆胰管成像

无创、无须造影剂即可显示胰胆管系统，效果与经内镜逆行胆胰管造影术基本相同。

6. 选择性动脉造影

经腹腔动脉做肠系膜上动脉、肝动脉、脾动脉选择性动脉造影，显示胰腺肿块和血管推压移位征象，有助于判断病变范围和手术切除的可能性。

（三）组织病理学和细胞学检查

在超声内镜、经腹壁超声或CT定位和引导下，或在剖腹探查中用细针穿刺，做多处细胞学或活体组织检查，确诊率高。

【诊断与鉴别诊断】

早期诊断困难；当出现明显消瘦、食欲减退、上腹痛、黄疸、上腹部包块，影像学发现胰腺癌征象时，疾病已属晚期，绝大多数已丧失手术时机。因此，对40岁以上，近期出现下列临床表现者应进行前述检查及随访：①持续性上腹不适，进餐后加重伴食欲下降；②不能解释的进行性消瘦；③新发糖尿病或糖尿病突然加重；④多发性深静脉血栓或游走性静脉炎；⑤有胰腺癌家族史、大量吸烟、慢性胰腺炎者。

胰腺癌应与慢性胰腺炎、壶腹癌、胆总管癌等鉴别。

【治疗】

对病灶较小的胰腺癌应争取手术切除，对失去手术机会者，常作姑息性短路手术、化疗和放疗。

（一）外科治疗

胰十二指肠切除术是治疗胰腺癌最常用的根治手术。术后五年存活率<10%。

（二）内科治疗

晚期或手术前后病例均可进行化疗、放疗和各种对症支持治疗。

胰腺癌对化疗药物不敏感，全身治疗主要用于新辅助或辅助治疗，主要处理局部不可切除或转移病人。单药治疗有：吉西他滨、氟尿嘧啶、丝裂霉素、表柔比星、链脲霉素、紫杉醇、多西他赛及卡培他滨等。吉西他滨被已发生转移的胰腺癌病人视为一线治疗药物，联合化疗优于单药化疗。靶向药物治疗，如贝伐单抗、西妥昔单抗和厄罗替尼可与化疗药物合并使用或是单用。

对有顽固性腹痛者可给予镇痛及麻醉药，必要时可用50%乙醇或神经麻醉剂行腹腔神经丛注射或交感神经节阻滞疗法、腹腔神经切除术，也可硬膜外应用麻醉药缓解腹痛。

此外，各种支持疗法对晚期胰腺癌及术后病人均十分必要，如胰酶制剂改善消化吸收功能，肠外营养改善营养状况，治疗糖尿病或精神症状等。

【预后】

胰腺癌预后极差。未接受治疗的胰腺癌病人生存期约为4个月。

第十章　慢性腹泻

腹泻是指排便次数增多（>3次/日），或粪便量增加（>200g/d），或粪质稀薄（含水量>85%）。临床上根据病程可分为急性和慢性腹泻两大类，病程短于4周者为急性腹泻，超过4周或长期反复发作者为慢性腹泻。除了病程长短，病史、大便特点、病理生理改变、内镜、活检等都是腹泻分类、诊断和鉴别诊断的重要依据。

【腹泻类型】

根据病理生理机制，腹泻可分为以下4种。但在临床上，不少腹泻往往并非由单一机制引起，而是多种机制并存，共同作用下发生。

（一）渗透性腹泻

渗透性腹泻是由于肠腔内存在大量的高渗食物或药物，导致肠腔内渗透压升高，体液水分大量进入肠腔所致。临床特点是禁食后腹泻减轻或停止，常见于服入难以吸收的食物、食物不耐受及黏膜转运机制障碍导致的高渗性腹泻。

（二）分泌性腹泻

分泌性腹泻是由于肠黏膜受到刺激而致水、电解质分泌过多或吸收受抑，导致分泌、吸收失衡而引起的腹泻。当肠黏膜分泌功能增强、吸收减弱或二者并存时，肠腔中水和电解质的净分泌增加，引起分泌性腹泻。分泌性腹泻具有如下特点：①每日大便量>1L（可多达10L）；②大便为水样，无脓血；③粪便的pH多为中性或碱性；④禁食 48 小时后腹泻仍持续存在，大便量仍大于 500mL/d。

（三）渗出性腹泻

肠黏膜发生炎症、溃疡等病变时，完整性受到破坏，大量体液渗出到肠腔，导致腹泻，亦称炎症性腹泻。炎症引起的肠道吸收不良、动力紊乱、肠腔内微生态改变等病理生理异常在炎性腹泻中亦起有重要作用。通常可分为感染性和非感染性两类，前者多见于细菌、病毒、寄生虫、真菌等的病原体感染引起；后者多见于自身免疫性疾病、炎症性肠病、肿瘤、放疗、营养不良等导致肠黏膜坏死、渗出。

渗出性腹泻的特点是粪便含有渗出液或血液成分，甚至血液。肉眼脓血便常见于左半结肠或全结肠病变。小肠病变引起的渗出及出血，常与粪质均匀地混在一起，除非有大量渗出或蠕动过快，一般无肉眼脓血，需显微镜检查发现。

（四）动力异常性腹泻

肠道蠕动过快，肠内容物快速通过肠腔，与肠黏膜接触时间过短，影响消化与吸收，水电解质吸收减少，发生腹泻。动力异常性腹泻的特点是便急、粪便不成型或水样便，粪便不带渗出物和血液，往往伴有肠鸣音亢进或腹痛。

引起肠道蠕动过快的原因有以下几种。①物理刺激：如腹部或肠道受到寒冷刺激。②药物：如莫沙必利、新斯的明等。③神经内分泌因子：如甲状腺素、5-羟色胺、P 物质、血管活性肠肽异常增多等。④肠神经病变：如糖尿病。⑤胃肠道手术：食物过多进入远端肠道。

【诊断与鉴别诊断】

慢性腹泻的诊断旨在明确病因。由于胃肠、肝胆胰及全身诸多疾病都可导致腹泻，可从年龄、性别、起病方式、病程、腹泻次数及粪便特点、腹泻与腹痛的关系、伴随症状和体征、缓解与加重因素等方面收集临床资料，初步判断腹泻病因在小肠抑或结肠，结合其他症状、体征、实验室及影像学资料建立诊断。

慢性腹泻应与大便失禁区别，后者为不自主排便，一般由支配肛门直肠的神经肌肉性疾病或盆底疾病所致。以下辅助检查有助于诊断与鉴别诊断。

（一）实验室检查

1. 粪便检查

包括大便隐血试验，涂片查白细胞、红细胞、未消化的食物、寄生虫及虫卵，苏Ⅲ染色检测大便脂肪，涂片查粪便细菌、真菌，大便细菌培养等。

2. 血液检查

血常规、血电解质、肝肾功能、血气分析等检测有助于慢性腹泻的诊断与鉴别诊断。血胃肠激素或多肽测定对于诊断和鉴别胃肠胰神经内分泌肿瘤引起的分泌性腹泻有重要诊断价值。

3. 小肠吸收功能试验

右旋木糖吸收试验、维生素 B_{12} 吸收试验等有助于了解小肠的吸收功能。

（二）影像及内镜检查

1. 超声

可了解有无肝胆胰疾病。

2. X 线

包括腹部平片、钡餐、钡剂灌肠、CT 以及选择性血管造影，有助于观察胃肠道肠壁、肠腔形态，发现胃肠道肿瘤、评估胃肠运动等。螺旋 CT 仿真内镜有助于提高肠道病变的检出率和准确性。肠道磁共振成像有助于观察肠壁、肠腔形态。胰胆管磁共振成像对诊断胰胆管、胆囊病变有很高的价值。

3. 内镜

胃肠镜对上消化道、结肠肿瘤和炎症等病变引起的慢性腹泻具有重要诊断价值。逆行胰胆管造影及治疗经内镜逆行胆胰管造影术，对胆、胰疾病相关的慢性腹泻有重要诊断及治疗意义。胶囊内镜是诊断小肠病变最重要的检查，在此基础上，可用小肠镜取活检及吸取空肠液进行检验和培养，有助于麦胶性肠病（又名乳糜泻）、热带口炎性腹泻、小肠吸收不良综合征、某些寄生虫感染、克罗恩病、小肠淋巴瘤、非特异性溃疡等疾病的诊断。

【治疗】

针对病因治疗，但相当部分的腹泻需根据其病理生理特点给予对症和支持治疗。

（一）病因治疗

感染性腹泻需针对病原体进行治疗。抗生素相关性腹泻须停止抗生素或调整原来使用的抗生素，可加用益生菌。粪菌移植是治疗肠道难辨梭状杆菌感染的有效手段。

乳糖不耐受和麦胶性肠病需分别剔除食物中的乳糖或麦胶成分；过敏或药物相关性腹泻应避免接触过敏原和停用有关药物；高渗性腹泻应停止服用高渗的药物或饮食；胆盐重吸收障碍引起的腹泻可用考来烯胺吸附胆汁酸而止泻；慢性胰腺炎可补充胰酶等消化酶；炎症性肠病可选用氨基水杨酸制剂、糖皮质激素及免疫抑制剂等治疗；消化道肿瘤应手术切除或化疗，生长抑素及其类似物可用于类癌综合征及胃肠胰神经内分泌肿瘤的辅助治疗。

（二）对症治疗

1. 纠正水、电解质紊乱

纠正腹泻所引起的水、电解质紊乱和酸碱平衡失调。

2. 营养支持治疗

对严重营养不良者，应给予肠内或肠外营养支持治疗。谷氨酰胺是体内氨基酸池中含量最多的氨基酸，它虽为非必需氨基酸，但它是生长迅速的肠黏膜细胞所特需的氨基酸，与肠黏膜免疫功能、蛋白质合成有关。因此，对弥漫性肠黏膜受损或肠黏膜萎缩者，谷氨酰胺是黏膜修复的重要营养物质，可补充谷胺酰胺辅助治疗。

3. 止泻药

在针对病因治疗的同时，可根据病人腹泻的病理生理特点，酌情选用止泻药。对于感染性腹泻，在感染未得到有效控制时，不宜选用止泻药。

第十一章 消化道出血

消化道出血是指从食管到肛门之间的消化道出血，按照出血部位可分为上、中、下消化道出血，其中60%~70%的消化道出血源于上消化道。临床表现为呕血、黑粪或血便等，轻者可无症状，重者伴有贫血及血容量减少，甚至休克，危及生命。

【部位与病因】

（一）上消化道出血

上消化道出血是内科常见急症，指屈氏韧带以近的消化道，包括食管、胃、十二指肠、胆管和胰管等病变引起的出血。常见病因为消化性溃疡、食管胃底静脉曲张破裂、急性糜烂出血性胃炎和上消化道肿瘤。其他病因有：①食管疾病，如食管贲门黏膜撕裂伤、食管损伤（器械检查、异物或放射性损伤；强酸、强碱等化学剂所致）、食管憩室炎、主动脉瘤破入食管等。②胃十二指肠疾病，如息肉、恒径动脉破裂、胃间质瘤、血管瘤、异物或放射性损伤、吻合口溃疡、十二指肠憩室、促胃液素瘤等。③胆道出血，如胆管或胆囊结石，胆道蛔虫病，胆囊或胆管癌，胆道术后损伤，肝癌、肝脓肿或肝血管瘤破入胆道。④胰腺疾病累及十二指肠，如胰腺癌或急性胰腺炎并发脓肿溃破。⑤全身性疾病，病变可弥散于全消化道，如过敏性紫癜、血友病、原发性血小板减少性紫癜、白血病、弥散性血管内凝血及其他凝血机制障碍等。

（二）中消化道出血

指屈氏韧带至回盲部之间的小肠出血。病因包括：小肠血管畸形、小肠憩室、钩虫感染、克罗恩病、药物损伤、各种良恶性肿瘤（小肠间质瘤、淋巴瘤、腺癌、神经内分泌肿瘤）、缺血性肠病、肠系膜动脉栓塞、肠套叠及放射性肠炎等。

（三）下消化道出血

为回盲部以远的结直肠出血，约占消化道出血的20%。痔、肛裂是其最常见的原因，其他常见的病因有肠息肉、结肠癌、静脉曲张、神经内分泌肿瘤、炎症性病变（溃疡性结肠炎、缺血性肠炎、感染性肠炎等）、肠道憩室、血管病变、肠套叠及放射性肠炎等。

（四）全身性疾病

不具特异性地累及部分消化道，也可弥散于全消化道。①血管性疾病：如过敏性紫癜，动脉粥样硬化、结节性多动脉炎、系统性红斑性狼疮、遗传性出血性毛细血管扩张，弹性假黄瘤等。②血液病：如血友病、原发性血小板减少性紫癜、白血病、弥散性血管内凝血及其他凝血机制障碍。③其他：如尿毒症，流行性出血热或钩端螺旋体病等。

【临床表现】

消化道出血的临床表现取决于出血量、出血速度、出血部位及性质，与病人的年龄及循环功能的代偿能力有关。

（一）呕血

呕血是中消化道出血的特征性表现。出血部位在幽门以近，出血量大者常有呕血，出血量少则可无呕血。出血速度慢，呕血多呈棕褐色或咖啡色；短期出血量大，血液未经胃酸充分混合即呕出，则为鲜红或有血块。

（二）黑便

呈柏油样，黏稠而发亮。多见于中消化道出血，高位小肠出血乃至右半结肠出血，如血在肠腔停留较久亦可呈柏油样。

（三）便血

多为中消化道出血和下消化道出血的临床表现，中消化道出血出血量>1000mL，可有便血，大便呈暗红色血便，甚至鲜血。

（四）失血性周围循环衰竭

急性大量失血由于循环血容量迅速减少而导致周围循环衰竭，表现为头晕、心慌、乏力，突然起立发生晕厥、肢体冷感、心率加快、血压偏低等。严重者呈休克状态。

（五）贫血和血象变化

急性大量出血后均有失血性贫血，但在出血的早期，血红蛋白浓度、红细胞计数与血细胞比容可无明显变化。在出血后，组织液渗入血管内，使血液稀释，一般须经3~4小时及以上才出现贫血，出血后24~72小时血液稀释到最大限度。贫血程度除取决于失血量外，还和出血前有无贫血基础、出血后液体平衡状况等因素有关。出血24小时内网织红细胞计数即见增高，出血停止后逐渐降至正常。

急性出血病人为正细胞正色素性贫血，在出血后骨髓有明显代偿性增生，可暂时出现大细胞性贫血；慢性失血则呈小细胞低色素性贫血。

（六）发热与氮质血症

消化道大量出血后，部分病人在24小时内出现低热，持续3~5天后降至正常。发热的机制可能与循环衰竭影响体温调节中枢功能有关。

由于大量血液蛋白质的消化产物在肠道被吸收，血中尿素氮浓度可暂时增高，称为肠源性氮质血症。一般出血后数小时血尿素氮开始上升，约 24 ~ 48 小时达高峰，大多不超出 14.3mmol/L （40mg/dl），3 ~ 4 日后降至正常。氮质血症多因循环血容量降低，肾前性功能不全所致。

【诊断】

（一）确定消化道出血

根据呕血、黑粪、血便和失血性周围循环衰竭的临床表现，呕吐物或黑粪隐血试验呈强阳性，血红蛋白浓度、红细胞计数及血细胞比容下降的实验室证据，可诊断消化道出血，但须除外消化道以外的出血因素，如：①需鉴别咯血与呕血；②口、鼻、咽喉部出血，需仔细询问病史和局部检查；③食物及药物引起的黑粪，如动物血、炭粉、铁剂或铋剂等药物，详细询问病史可鉴别。

（二）出血程度的评估和周围循环状态的判断

病情严重度与失血量呈正相关，每日消化道出血>5mL，粪便潜血试验阳性；每日出血量超过 50mL，可出现黑便；胃内积血量>250mL 可引起呕血。一次出血量<400mL 时，因轻度血容量减少可由组织液及脾脏贮血所补充，多不引起全身症状。出血量 > 400mL，可出现头晕、心悸、乏力等症状。短时间内出血量>1000mL，可有休克表现。

当病人消化道出血未及时排除，可通过观察其循环状态判断出血程度。早期循环血容量不足，可有直立性低血压，即由平卧位改为坐位时，血压下降幅度>15 ~ 20mmHg、心率增快>10 次/分。当收缩压<90mmHg、心率>120 次/分，面色苍白、四肢湿冷、烦躁不安或神志不清，则表明有严重大出血及休克症状。

（三）判断出血是否停止

由于肠道内积血需经约 3 日才能排尽，故黑便不提示继续出血。下列情况应考虑有消化道活动出血：①反复呕血，或黑粪（血便）次数增多，肠鸣音活跃；②周围循环状态经充分补液及输血后未见明显改善，或虽暂时好转而又恶化；③血红蛋白浓度、红细胞计数与血细胞比容继续下降；④补液与尿量足够的情况下，血尿素氮持续或再次升高。

（四）判断出血部位及病因

1. 病史与体检

在面临纷繁复杂的病因和捉摸不定的出血部位时，病史与体检对于建立良好的临床思维至关重要。基于此，选择恰当的检查方法获得客观证据，才能高效地完成诊断。

2. 胃镜和结肠镜

使用胃镜和结肠镜是诊断中消化道出血和下消化道出血病因、部位和出血情况的首选方法，它不仅能直视病变、取活检，对于出血病灶可进行及时、准确的止血治疗。内镜检查多主张在出血后 24~48 小时内进行检查，称急诊胃镜和结肠镜检查。这是因为急性糜烂出血性胃炎可在短短几天内愈合而不留痕迹，血管异常多在活动性出血或近期出血期间才易于发现。急诊胃镜和结肠镜检查前，需先纠正休克、补充血容量、改善贫血及使用止血药物。如有大量活动性上消化道出血，可先置入胃管，抽吸胃内积血，并用生理盐水灌洗，以免积血影响观察。在体循环相对稳定时，及时进行内镜检查，根据病变特点行内镜下止血治疗，有利于及时逆转病情，减少输血量及住院时间。

3. 胶囊内镜及小肠镜

胶囊内镜是诊断中消化道出血的一线检查方法。十二指肠降段以远小肠病变所致的消化道出血因胃肠镜难以到达，以往曾是内镜诊断的"盲区"，曾被称为不明原因消化道出血。该检查在出血活动期或静止期均可进行，对小肠病变诊断阳性率在60%～70%左右。在此基础上发现的病变，可用推进式小肠镜从口侧或肛侧进入小肠，进行活检或内镜治疗。

4. 影像学

X线钡剂造影有助于发现肠道憩室及较大的隆起或凹陷样肿瘤，但在急性消化道出血期间不宜选择该项检查，除其敏感性低，更重要的是可能影响之后的内镜、血管造影检查及手术治疗。腹部CT对于有腹部包块、肠梗阻征象的病人有一定的诊断价值。当内镜未能发现病灶、估计有消化道动脉性出血时，可行选择性血管造影，若见造影剂外溢，则是消化道出血最可靠的征象，可立即予以经导管栓塞止血。也可选择红细胞标记核素扫描，其优势在于在核素的半衰期内，可以对间歇性出血的病人进行连续扫描。超声、CT及MRI有助于了解肝胆胰病变，是诊断胆道出血的常用方法。

5. 手术探查

各种检查不能明确出血灶，持续大出血危及病人生命，必须手术探查。有些微小病变特别是血管病变手术探查亦不易发现，此时可借助术中内镜检查帮助寻找出血灶。

（五）预后估计

早期识别再出血及死亡危险性高的病人，并予加强监护和积极治疗，此为急性消化道大量出血处理的重点。对于溃疡出血，可根据溃疡的内镜特点判断再出血风险。下列情况死亡率较高：①高龄病人，>65岁；②合并严重疾病，如心、肺、肝、肾功能不全、脑血管意外等；③本次出血量大或短期内反复出血；④食管胃底静脉曲张出血伴肝衰竭；⑤消化性溃疡基底血管裸露。

【治疗】

消化道大量出血病情急、变化快，抗休克、迅速补充血容量治疗应放在一切医疗措施的首位。

（一）一般急救措施

卧位，保持呼吸道通畅，避免呕血时吸入引起窒息，必要时吸氧，活动性出血期间禁食。

严密监测病人生命体征，如心率、血压、呼吸、尿量及神志变化；观察呕血与黑粪、血便情况；定期复查血红蛋白浓度、红细胞计数、血细胞比容与血尿素氮；必要时行中心静脉压测定；对老年病人需根据情况进行心电监护。

（二）积极补充血容量

尽快建立有效的静脉输液通道和补充血容量，必要时留置中心静脉导管。立即查血型和配血，在配血过程中，可先输平衡液或葡萄糖盐水甚至胶体扩容剂。输液量以维持组织灌注为目标，尿量是有价值的参考指标。应注意避免因输液过快、过多而引起肺水肿，原有心脏病或老年病人必要时可根据中心静脉压调节输入量。以下征象对血容量补充有指导作用：意识恢复；四肢末端由湿冷、青紫转为温暖、红润，肛温与皮肤温暖减少（<1℃）；脉搏及血压正常；尿量>0.5mL／（kg·h）；中心静脉压改善。下列情况为输浓缩红细胞的指征：①收缩压<90mmHg，或较基础收缩压降低幅度>30mmHg；②心率增快（>120 次／分）；③血红蛋白<70g/L 或血细胞比容<25%。输血量以使血红蛋白达到 70g/L 左右为宜。

（三）止血措施

在治疗原发疾病基础上，根据消化道不同部位病变进行止血。

1. 上消化道出血

分为非静脉曲张性出血和静脉曲张性出血，本章介绍非静脉曲张性出血的止血。

（1）抑制胃酸分泌：血小板聚集及血浆凝血功能所诱导的止血作用需在

pH>6.0 时才能有效发挥，而且新形成的凝血块在 pH<5.0 的胃液中会迅速被消化。因此，抑制胃酸分泌，提高胃内 pH 具有止血作用。常用质子泵抑制剂或 H_2 受体拮抗剂，大出血时应选用前者，并应早期静脉给药。内镜检查前静脉给予质子泵抑制剂可改善出血灶的内镜下表现；内镜检查后维持质子泵抑制剂治疗，可降低高危病人的再出血率。出血停止后，改口服标准剂量质子泵抑制剂至溃疡愈合。

（2）内镜治疗：约80%消化性溃疡出血不经特殊处理可自行止血，部分病人则可能持续出血或再出血。再出血风险低的病人可在门诊治疗，而高风险的病人需给予积极的内镜下治疗及住院治疗。溃疡的内镜特点有助于判断病人是否为高危再出血或持续出血者，也是内镜治疗重要依据。内镜止血方法包括注射药物、热凝止血及机械止血。药物注射可选用 1：10 000 肾上腺素盐水、高渗钠-肾上腺素溶液等，其优点为简便易行；热凝止血包括高频电凝、氩离子凝固术、热探头、微波等方法，止血效果可靠，但需要一定的设备与技术经验；机械止血主要采用各种止血夹，尤其适用于活动性出血，但用于治疗某些部位的病灶时难以操作。临床证据表明，在药物局部注射治疗的基础上，联合 1 种热凝或机械止血方法，可以提高局部病灶的止血效果。

（3）介入治疗：内镜治疗不成功时，可通过血管介入栓塞胃十二指肠动脉，上消化道各供血动脉之间侧支循环丰富，栓塞后组织坏死风险较低。

（4）手术治疗：药物、内镜及介入治疗仍不能止血、持续出血将危及病人生命时，必须不失时机地进行手术。

2. 中消化道出血

非甾体类抗炎药导致的小肠溃疡及糜烂，应避免和停止该类药物的使用。小肠、黏膜下静脉和黏膜毛细血管发育不良出血常可自行停止，但再出血率高，可达50%。

（1）缩血管药物：常用生长抑素或奥曲肽，通过其收缩内脏血管的作用而止血。少量慢性出血，可皮下注射奥曲肽0.1mg，1~3次/日。

（2）糖皮质激素及5-氨基水杨酸类：用于克罗恩病引起的小肠溃疡出血。

（3）内镜治疗：内镜如能发现出血病灶，可在内镜下止血，高频电凝、氩离子凝固器烧灼治疗或血管夹可使黏膜下层小血管残端凝固或闭塞，适用于病灶较局限的病人；小肠息肉可在内镜下切除。

（4）血管介入：各种病因的动脉性出血，药物及内镜不能止血时，可行肠系膜上、下动脉栓塞治疗。由于中消化道栓塞容易导致肠坏死，需用微导管超选至出血灶，选用明胶海绵颗粒或弹簧圈栓塞。对于弥漫出血、血管造影检查无明显异常征象者或无法超选择性插管的消化道出血病人，可经导管动脉内注入止血药物，使小动脉收缩，血流量减少，达到止血目的。

（5）手术指征：①Meckel憩室；②肿瘤；③经内科、内镜及介入治疗仍出血不止，危及生命，无论出血病变是否确诊，均是紧急手术的指征。

3. 下消化道出血

（1）痔疮：可予以直肠栓剂抗炎治疗、注射硬化剂及结扎疗法。

（2）息肉：内镜下切除。

（3）重型溃疡性结肠炎：凝血酶保留灌肠有助于直乙结肠止血。

（4）血管病变：内镜下止血，同前；止血效果差时，可行血管介入栓塞治疗。

（5）过敏性紫癜：可用糖皮质激素，如甲泼尼龙40~60mg/d静脉滴注。病情缓解后改口服泼尼松20~60mg/d。

（6）各种肿瘤：手术切除。

（7）经药物、内镜及介入治疗仍出血不止，危及生命，无论出血病变是否确诊，均有手术指征。